脾胃
与健康

李 志 赵 龙/主编

四川大学出版社

项目策划：李思莹
责任编辑：周　艳
责任校对：龚娇梅
封面设计：墨创文化
责任印制：王　炜

图书在版编目（CIP）数据

脾胃与健康 / 李志，赵龙主编 . — 成都 ：四川大
学出版社，2021.3（2023.5 重印）
　（中西医结合防治消化系统常见疾病系列丛书 / 肖
国辉，陈辉主编）
　ISBN 978-7-5690-3764-7

　Ⅰ . ①脾… Ⅱ . ①李… ②赵… Ⅲ . ①脾胃病－中西
医结合疗法 Ⅳ . ① R570.5

中国版本图书馆 CIP 数据核字（2020）第 107849 号

书名	**脾胃与健康**

主　　编	李　志　赵　龙
出　　版	四川大学出版社
地　　址	成都市一环路南一段 24 号（610065）
发　　行	四川大学出版社
书　　号	ISBN 978-7-5690-3764-7
印前制作	四川胜翔数码印务设计有限公司
印　　刷	四川胜翔数码印务设计有限公司
成品尺寸	148mm×210mm
印　　张	4
字　　数	106 千字
版　　次	2021 年 3 月第 1 版
印　　次	2023 年 5 月第 3 次印刷
定　　价	28.00 元

四川大学出版社
微信公众号

前　言

　　健康与长寿是人类永恒的追求之一。随着社会的进步和人民生活水平的提高，人们越来越注重保健，希望可以借此达到增强体质、预防疾病、延年益寿的目的。中医在保健方面具有明显优势，中医认为保健中脾胃是关键。在现实生活中，我们发现正确对待保健，调理脾胃，有效处理好二者的关系非常重要，但很多人对此一知半解，同时存在一些误区。基于此，在参考国内外相关文献的前提下，我们组织了西南医科大学附属中医院脾胃病科长期在一线临床工作的医师，共同编写了《脾胃与健康》。

　　本书分为三个部分（中医脾胃的概述、中医对脾胃的认识、常见脾胃疾病保健方法），涵盖了中医对脾胃与人体健康的诸多认识，内容丰富精彩，例举了一些临床常用方供参考，力求使大众全面了解脾胃与健康的相关知识，对脾胃疾病的预防与治疗起到一定的科普和指导作用，进一步提高人们的生活质量和健康水平。

　　限于作者水平，书中难免有不足之处，还望各位读者批评指正！

编　者

2021年3月

目　录

第一章　中医脾胃的概述

　　中医脾胃是指五脏之脾和六腑之胃，脾胃五行属土，位于中焦，主运化，为"气血生化之源"，共同承担着化生气血的重任。中医里面的脾胃不能和西医里面的"脾"和"胃"画等号，西医里面的"脾"和"胃"是两个具有不同的解剖形态和不同功能的器官。西医里面的"胃"属于消化系统，"脾"属于淋巴器官，而中医里面常常把"脾"和"胃"连在一起称为"脾胃"，这是一个范围很广的功能性概念，包括现代医学所指的消化系统、免疫系统、内分泌系统、血液系统、泌尿系统、神经系统等系统的部分器官和功能。中医很重视脾胃，认为脾胃是人体重要的生理系统之一。它由脾脏、胃腑以及所属经络、肌肉、四肢、口、唇等多个部分组成。中医认为脾的功能是主运化，主统血，主升清；胃主受纳，腐熟水谷，主通降。

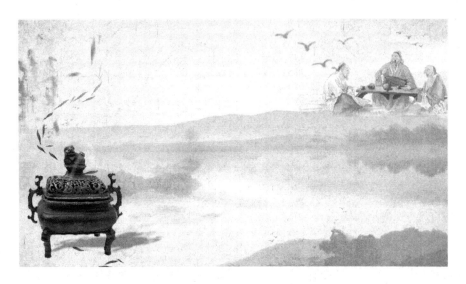

脾胃功能异常，既可表现为五脏六腑内在异常，亦可表现为所属经络循行部位异常。足太阴脾经属脾络胃，循行足大趾、下肢内侧、腹部、舌根等处；足阳明胃经属胃络脾，循行前额、鼻、口唇、上牙、喉咙、脘腹、下肢外侧、足背、足次趾等处。当脾胃发生疾病，上述经络循行部位，多可出现相应的症状。

脾胃化生的水谷精气，行于脉中的称为营气，是血的组成部分；行于脉外的称为卫气，有温煦保卫机体的功能。血液行于脉道之内而不外溢，亦有赖脾气的固摄作用。脾胃功能正常则水谷精气充足，气、血、津、精的生化源源不断，四肢百骸、肌肉组织、五官九窍就能得到很好的濡养。

中医认为，疾病的发生取决于正气与邪气两方面，正气不足是其根本原因，卫气营血乃机体抗御疾病的物质基础。脾气健运，化源充足，气血旺盛，脏腑形体四肢百骸得养，正气充盛，抗病力强，腠理固密，则生机勃勃；反之，脾虚失运，化源匮乏，气血无由以生，脏腑形体四肢百骸失养，正气亏衰，抗病力弱，腠理疏松，不耐邪侵，而患诸疾。所以脾胃功能的盛衰，直接关系人体生命以及五脏六腑的功能活动。只有脾胃功能正常，人才能跑、能吃、能睡，否则就会出现行动不便、饮食差、失眠等机体失和的状态。如果治疗调理不及时，就会进一步影响其他脏腑，出现其他病症。故如果平时多关注脾胃健康，可以起到增强正气，抵御邪气，防止疾病发生或病情加重，"未病先防"的作用。

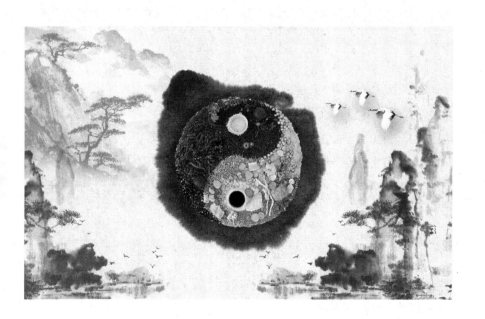

第二章　中医对脾胃的认识

第一节　脾的形态、部位及生理功能特点

中医认为，脾属土，主运化，主升清。胃主受纳，腐熟水谷，以通为顺，主降浊。脾胃相表里，从而化生气血津液以奉养全身。中医认为胃为水谷之海，脾乃气血生化之源，脾胃相合为"后天之本"。

脾在膈之下，与胃以膜相连，与胃、唇、口等构成脾系统，主运化、主统血，将水谷精微输布全身，为气血生化之源，人体脏腑百骸皆需脾以濡养。

1. 脾主运化

运，指的是输送转运；化，指的是消化吸收。脾主运化，即脾具有将水谷化为精微，并将精微物质转输至全身各脏腑组织的功能。其运化功能主要体现在以下两个方面。

（1）运化水谷：水谷，泛指各种饮食物。脾运化水谷，是指脾对饮食物的消化吸收及输送转运作用。脾运化水谷的过程：一是胃初步腐熟消化饮食物和小肠泌别清浊作用，通过脾的推动才能转化为水谷精微（又称水谷精气）；二是吸收水谷精微并将其转输至全身；三是将水谷精微上输至心肺，化为气血等重要的生命物质。现代医学认为饮食物入

胃后，对食物的消化和吸收，实际上是在胃和小肠内进行的。

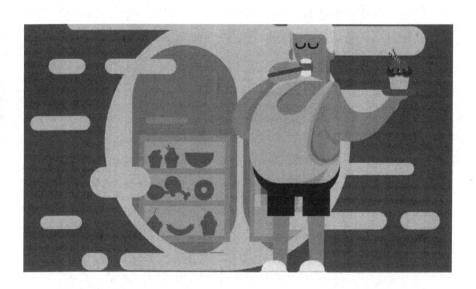

（2）运化水液：是指脾对水液的吸收及转输，主要指脾具有调节人体水液代谢的作用，即脾配合肺、肾、三焦、膀胱等脏腑，调节和维持人体水液代谢平衡。脾运化水液的作用是人体调节水液代谢的关键。在人体水液代谢过程中，脾在运输水谷精微的同时，还把人体所需要的水液（津液），通过肺运送到全身各组织中，起到濡润滋养作用，又把各组织器官利用后的水液，及时地转输给肾，通过肾的气化作用形成尿液，送到膀胱，排泄于外，从而维持体内水液代谢的平衡。因此，脾运化水液的功能健旺，既能使体内各组织得到水液的充分濡润，又不致水液过多而潴留于体内。反之，如果脾运化水液的功能失常，则会导致水液在体内停滞，从而产生水湿、痰饮等病理产物，甚至可能形成水肿。

2. 脾主统血

脾主统血，统即统摄、控制，指脾具有统摄血液，使之在经脉中运行而不溢于脉外的功能。

脾统血的作用是通过气摄血来实现的。脾为气血生化之源，气为血帅，血随气行。脾的运化功能健旺，则气血充盈，气能摄血；气旺则固摄作用亦强，血不会溢出脉外而发生出血现象。反之，脾的运化功能减退，化源不足，则气血虚亏，气虚则统摄无权，血离脉道，从而导致出血。由此可见，脾统血，实际上是气对血的作用的具体体现。

3. 脾主升清

升，指上升和输布；清，指精微物质。脾主升清是指脾具有将水谷精微等营养物质吸收并上输于心、肺、头、目，再通过心、肺的作用化生气血，以营养全身的作用。这种运化的特点是以上升为主，故说"脾气主升"。脾的升清功能正常，水谷精微等营养物质才能正常吸收和输布，气血才能充盛，人体才能生机盎然。同时，脾主升发，还能使机体内脏位置相对恒定，不致下垂。如果脾气不能升清，则水谷不能运化，气血生化无源，可出现神疲乏力、眩晕、泄泻等；脾气下陷（又称中气下陷），则可见久泄脱肛甚或内脏下垂等。

第二节　胃的形态、部位及生理功能特点

胃是腹腔中容纳食物的器官，主受纳腐熟水谷，为水谷精微之仓、气血之海。胃以通降为顺，与脾相表里，脾胃常合称为"后天之本"。胃与脾同居中土，但胃为燥土属阳，脾为湿土属阴。

1. 胃主受纳水谷

受纳是接受和容纳之意。胃主受纳是指饮食物入口，经过食管，容纳

并暂存于胃。胃的受纳功能是胃主腐熟功能的基础，也是胃整个消化功能的基础。若胃有病变，就会影响胃的受纳功能，从而出现纳呆、厌食、胃脘胀闷等症状。胃主受纳功能的强弱，取决于胃气的盛衰，表现为能食与不能食。能食，则胃的受纳功能强；不能食，则胃的受纳功能弱。

2. 胃主腐熟水谷

腐熟是食物经过胃的初步消化，形成食糜的过程。胃主腐熟是指胃将食物消化为食糜的功能。

（1）胃接收由口摄入的食物并使之在胃中短暂停留，且进行初步消化，依靠腐熟作用，将其变成食糜。食物经过初步消化，其精微物质由脾运化而营养周身，未被消化的食糜则下行于小肠，进行进一步的消化。如果胃的腐熟功能低下，就会出现胃脘疼痛、嗳腐食臭等食滞胃脘之状。胃主受纳和腐熟水谷的功能，必须和脾的运化功能相配合才能顺利发挥作用。脾、胃密切合作，才能使水谷化为精微，以化生气血津液，供养全身。饮食营养和脾胃的消化功能，对人体至关重要。

（2）胃气强则五脏俱盛，胃气弱则五脏俱衰，有胃气则生，无胃气则死。所谓胃气，其含义有三：其一，指胃的生理功能和生理特性；其二，指脾胃功能在脉象上的反映，即脉有从容和缓之象；其三，泛指人体的精气。"胃气者，谷气也，荣气也，运气也，生气也，清气也，卫气也，阳气也。"胃气可表现在食欲、舌苔、脉象和面色等方面，一般食欲如常，舌苔正常，面色荣润，脉象从容和缓，不快不慢，称之为有胃气。

第三节 脾与胃的关系

1. 脾与胃在经络中的关系

脾与胃同居中焦，以膜相连，二者在经脉中关系十分密切，在经脉上相互络属，构成表里配合关系。《灵枢·经脉》有言："胃足阳明之脉，起于鼻，交頞中，旁纳太阳之脉，下循鼻外，入上齿中，还出挟口环唇，下交承浆，却循颐后下廉，出大迎，循颊车，上耳前，过客主人，循发际，至额颅；其支者，从大迎前下人迎，循喉咙，入缺盆，下膈，属胃络脾；其直者，从缺盆下乳内廉，下挟脐，入气街中；其支者，起于胃口，下循腹里，下至气街中而合，以下髀关，抵伏兔，下膝膑中，下循胫外廉，下足跗，入中指内间；其支者，下膝三寸而别，下入中指外间；其支者，别跗上，入大指间，出其端。""脾足太阴之脉，起于大指之端，循指内侧白肉际，过核骨后，上内踝前廉，上踹内，循胫骨后，交出厥阴之前，上膝股内前廉，入腹，属脾络胃，上膈，挟咽，连舌本，散舌下；其支者，复从胃别上膈，注心中。"脾胃之脉一阴一阳、一表一里，对人出生后维持生命有着重要的意义。

2. 脾与胃在脏腑中的关系

脾胃乃气血生化之源、后天之本，脾胃运化食物后所产生的营气、卫气等精微物质，需要依靠脾经和胃经输送到五脏六腑、四肢百骸，从而维持脏腑功能的正常。脾与胃在脏腑中的关系主要体现在以下三个方面。

（1）水谷纳运相得：胃主受纳、腐熟水谷，为脾主运化的前提；脾主运化，转输精微，也为胃的继续摄食提供条件及能量。两者密切合作，才能维持饮食的消化及精微、津液的吸收与转输的正常。若脾失健运，可导致胃纳不振，而胃气失和，也可导致脾运失常，最终均可导致纳呆、脘痞、腹胀、泄泻等脾胃纳运失调之症。

（2）气机升降相因：脾胃居中，脾气主升而胃气主降，相反而相成。脾胃为脏腑气机升降的枢纽，脾气升则肾气、肝气皆升，胃气降则心气、肺气皆降。在饮食的消化、吸收方面，脾气上升，将运化吸收的水谷精微和津液向上输布，有助于胃气之通降；胃气通降，将受纳之水谷、初步消化之食糜通降下行，也有助于脾气之升运。脾胃之气升降相因，既保证了饮食纳运功能的正常进行，又使内脏位置相对恒定。若脾虚气陷，可导致胃失和降而上逆；胃失和降，亦影响脾气升清之功能，两者均可导致脘腹胀满、头晕目眩、泄泻、呕吐、呃逆或内脏下垂等脾胃升降失常之候。

（3）阴阳燥湿相济：相对而言，脾为阴脏，性喜燥而恶湿，以阳气温煦推动用事，脾阳健则能运化升清；胃为阳腑，性喜润而恶燥，以阴气凉润通降用事，胃阴足则能受纳腐熟。《临证指南医案》说："太阴湿土，得阳始运；阳明燥土，得阴自安，以脾喜刚燥，胃喜柔润故也。"脾易湿，得胃阳以制之，使脾不至于湿；胃易燥，得脾阴以制之，使胃不至于燥。脾胃阴阳燥湿相济，是保证两者纳运、升降协调的必要条件。若脾湿太过，或胃燥伤阴，均可导致脾运胃纳的失常。如湿困脾，可导致胃纳不振；胃阴不足，亦可影响脾的功能。脾湿则其气不升，胃燥则其气不降，从而引起中满痞胀、排便异常等症。

第四节　脾胃学说的起源及发展

脾胃学说是随着中医学的发展而逐渐形成的。历代医家对脾胃学说都非常重视，对其进行了深入的研究，并通过大量的实践完善了该学说。现将其形成和发展简述如下。

1.《黄帝内经》奠定脾胃学说的理论基础

《黄帝内经》是一部中医药经典著作，它不仅奠定了中医学的理论基础，同时也奠定了脾胃学说的理论基础，对脾胃学说的发展具有深远的意义。

（1）《黄帝内经》指出了脾胃的主要生理功能。它详细论述了水谷与脾胃的关系，阐明了"人以水谷为本"的观点（《素问·平人气象论》），如《素问·阴阳应象大论》曰："谷气通于脾"；《灵枢·五味》曰："水谷皆入于胃"；《素问·平人气象论》曰："人绝水谷则死"。《黄帝内经》还指出五脏六腑、四肢百骸之精气均源于脾胃。

（2）《黄帝内经》明确了脾胃的病理特点。《素问·平人气象论》指出："平人之常气禀于胃，胃者平人之常气也，人无胃气曰逆，逆者死。"此即为四时百病，胃气为本的理论依据。在病因上，如《素问·痹论》提出："饮食自倍，肠胃乃伤。"《素问·阴阳应象大论》提出"思伤脾"。在病机上，辨寒热虚实，如《素问·脉要精微论》提出："胃脉实则胀，虚则泄。"在辨病上，如消谷、欲呕、身热、四肢不用、腹满、五脏不安等，甚至诸湿肿满，皆属于脾病的证候特点。

（3）《黄帝内经》总结了脾胃病的治疗原则。虽然它对脾胃病的药物治疗方面涉及不多，但提出了一些重要的指导原则。《素问·脏气法时论》云："脾苦湿，急食苦以燥之""脾欲缓，急食甘以缓之"。虽仅寥寥数言，但字字精要，为后世医家指明了道路。

2.《伤寒杂病论》奠定脾胃学说的临床证治基础

张仲景将脾胃理论应用于实践，创立了脾胃病的分类与辨证方法，并且创制了大量治疗脾胃病的方药，为脾胃理论的临床应用奠定了基础。其所著《伤寒杂病论》对脾胃学说的发展起到了至关重要的作用。

（1）提出了"实脾"法的预防思想。张仲景指出"见肝之病，知肝传脾，当先实脾"，正所谓四季脾旺不受邪。张仲景认为只有脾气充旺，才能心肝肺肾之气俱旺；反之，脾胃气伤，百病丛生。

（2）创制了治疗脾胃病的一系列证治方药，如：阳明里热，热邪充斥，用白虎汤；阳明邪热，里热津伤，用白虎加人参汤等，为脾胃病临床诊治奠定了基础。

（3）强调了治疗其他疾病的过程中对脾胃的顾护。"半夏泻心汤"用半夏、干姜之辛，黄连、黄芩之苦，辛开苦降，以恢复脾胃正常升降之功能。张仲景所创"辛开苦降"法为后世医家所推崇，成为脾胃学说的核心证治原则之一。

（4）总结了预防脾胃损伤的方法。张仲景论发病与传变，以"阳明居中属土""万物所归""脾旺不受邪"为立论之主导。对未病之人，他强调服食节其冷热苦酸辛甘，防止食伤脾胃，为御邪防病之上策，对已病之人，他要求做到先安未受邪之地。

《伤寒杂病论》十分重视脾胃，无论理论，还是辨证、诊治、方药，对脾胃学说的发展都起到了不可替代的推动作用。

3.易水学派创立脾胃学说

易水学派形成于金元时期，以医家张元素为代表。张元素以脏腑辨证说指导脾胃虚实病证的治疗，对于脾胃虚实病证的治疗有比较系统、完整的方法。李杲受传于张元素之学，创立了"脾胃论"学说。他认为脾胃之病多发于虚损。李杲在继承张元素及前人脾胃思想的基础上，创造性地提出了"内伤脾胃，百病由生"的观点。他系统地阐述了脾胃学说，提出了较为完整的理论观点，阐明了脾胃的生理功能，内伤杂病的病因病机及其辨证论治等，并创制了一系列治疗脾胃病的有效方药。他还根据脏腑之间五行相生相克的关系，以"脏腑相关"学说为基础，阐发了脾胃对治疗其他脏腑疾病的意义。王好古师从张元素和李杲，他的学术观点与李杲的"饮食失节，劳倦所伤"的观点有共同之处。王好古著有《阴证略例》，对阴证的病因、诊断和治疗等都做了详细的分析。李杲虽系统阐述了脾胃学说，但只阐明了饮食不节、劳役过度、情志内伤所造成的"阴火炽盛"的热中证，而对"阴证"的论述不够。王好古提出阴证论，补充了李杲"辨阴证阳证"理论之不足。罗天益亦师从李杲，他在脏腑辨证的启示下，补充了李杲的脾胃学说，详述了三焦病的辨治。罗天益编纂了《内经类编》《食伤脾胃论》和《饮伤脾胃论》，在《除寒门》中论述了辨治寒病有"上焦寒""下焦寒"之别。对此，他提出了针对性的施治方药，对后世研究三焦病机有一定的参考作用。

4. 温补学派发展脾胃学说

温补学派强调温补脾胃和肾气，善用甘温之品。薛己是温补学派之先驱，深受李杲、钱乙等的影响，着重以脏腑立论，以五行生克关系来说明脏腑病变的传变。其后的张介宾和李中梓等皆承其余绪，且各有所长。薛己对于脾胃生理的认识，继承了李杲的观点，并且多从脾胃与气血的生化立论。他认为脾胃为气血之本，在《明医杂著》中言："人以脾胃为本，纳五谷，化精液，……土旺于四时，善载乎万物，人得土以养百骸，身失土以枯四肢""盖脾为中州，浇灌四傍，为胃行其津液者

也"。同时，他还从先天、后天的关系上，提出了肾脏对脾胃的温煦作
用，比李杲对脾胃的认识更进了一步，对后世滋胃阴学说的产生具有积
极的影响。

张介宾全面分析了脾胃病的病因、病机，着重阐述了脾胃与诸脏
腑之间相互依赖、相互影响的整体关系。他在《景岳全书》中说"水谷
之司在脾胃"，又说"凡胃气之关乎人者，无所不至，即脏腑声色，脉
候形体，无不皆有胃气"，所以，人体后天的成长，全赖脾胃之气的荣
养。他在治疗方面指出："善治脾者，能调五脏，即所以治脾胃也；能
治脾胃而使食进胃强，即所以安五脏也。"从生理而论，"胃司受纳，
脾主运化"，脾胃皆为多血之脏腑；从病机而论，"五脏之邪，皆通脾
胃"。张介宾在脾胃病的辨证上，认识了导致脾胃病的因果关系，从整
体着眼客观地治疗脾胃病。

李中梓明确提出"后天之本在脾，脾为中宫之土，土为万物之母"，
认为"一有此身，必资谷气，谷入于胃，洒陈于六腑而气至，和调于五脏
而血生，而人资之以为生者也"。他主张滋养化源重在治脾以补土，极力
反对滥用寒凉方药，崇尚温补之剂。他详尽地阐明了脾胃对人体生命活
动的重要作用，对后世医家治疗脾胃病具有很大的参考价值。

5. 诸家发展完善脾胃学说

除温补学派及温病学派名家之外，尚有不少学识渊博、精于医术的
名家。他们根据各自的理论知识和临床经验，对脾胃学说均有精辟的论
述，进一步完善和发展了脾胃学说。其中较为著名的有叶桂、吴鞠通、
戴思恭、傅山等。

叶桂取法于李杲，创立胃阴学说。他对李杲的《脾胃论》推崇备
至，说："土旺四季之末，寒热温凉，随时而用，故脾胃有心之脾胃，
肺之脾胃，肝之脾胃，肾之脾胃。"在温病的治疗中，他特别强调滋养

胃阴。在强调胃阴学说的同时，他又提出脾胃分治的观点，对临床有着重要的指导意义。

吴鞠通尤重中焦脾胃，他在继承历代医家的温病研究成果的基础上，创立了三焦辨证学说。他的观点是：三焦之中，中焦地处中州，承上启下，旁达四肢百骸，具有重要地位，正所谓"阳明为中土，万物之所归"。古人谓中土为"藏垢纳污之所"，无论伤寒之邪化热入里，或是温热、疫疠、湿浊等邪，均易犯中焦脾胃。故温病之中，中焦病证最多，亦最为复杂，因而《温病条辨》论中焦病最详。

戴思恭阐发了"胃行气于三阳，脾行气于三阴"说。他在《金匮钩玄》中强调一身冲和之气，发自脾胃，源于水谷；在《推求师意》各病证论治中很重视脾胃，因此他在治疗上强调疏通阴阳，调和气血，不专开发上、中焦，并能使胃行气于三阳，脾行气于三阴，脾胃得水谷之气灌输，使郁阳之气得以宣发，冲和之气得以畅达。

傅山论胃之虚寒责之心，脾之虚寒责之肾。傅山精于脉理，临证颇重脾胃，于《傅青主男科》中立脾胃辨证篇。傅山明确指出脾病与胃病的不同证治，依据"火生土"的原理，提示补心肾之火以温脾胃的治法。他提出了阴虚脾泄、岁久不止成劳的"阴虚下陷"证的观点，并立补阴兼暖命门及升举阳气之方剂。

科学发展有三个显著的特点：继承性、实践性和实用性。脾胃学说的形成过程，也符合这个一般规律。它是在《黄帝内经》《伤寒杂病论》等经典著作的理论基础上，经过历代医家的不断提炼和总结而形成的一种学术思想。它不仅具有系统的理论观点，并且具有具体的辨证论治和理法方药的运用，对于临床实践具有重大的指导意义。

第五节　脾胃学说的核心理论

《素问·灵兰秘典论》有言："脾胃者，仓廪之官，五味出焉。"即脾胃为水谷之海，气血生化之源，维持五脏六腑的正常生理活动。脾胃互为表里，脾主升清，胃主降浊，通过受纳、运化、升降化生水谷精微而奉养周身，故人的生、长、病、愈与脾胃的功能有着十分密切的联系。

1. 脾胃是人体生理活动的中心

（1）生化之源。脾胃为气血生化之源。人体的各种生命机能无不以气血为基础。《素问·调经论》有言："人之所有者，血与气耳。"气血主要由水谷化生，得谷则昌，失谷者亡。气血依赖于脾胃的运化功能。

（2）五脏之本。《黄帝内经》有言："营气之道，内谷为宝。谷入于胃，乃传之肺""营者，水谷之精气也""营出于中焦"。这些均指明五脏六腑的生理功能皆赖气血濡养，气血化生则赖脾胃运化，故脾胃的旺与衰决定着五脏气血的多与少。如李中梓言："一有此身，必资谷气，谷入于胃，洒陈于六腑而气至，和调于五脏而血生，而人资之以为生者也。"

（3）气机之枢。《素问·六微旨大论》有言："升降出入，无器不有"，而脾胃位居中焦，在心、肾、肺、肝四脏中间，为上下左右之枢，脾气主升，胃气主降，实为一身气机升降之枢轴。叶天士在《临证指南医案》中总结说"纳食主胃，运化主脾。脾宜升则健，胃宜降则和"。

2. 脾胃亏虚五脏受病

脾主运化、升清、统血；胃主受纳、腐熟水谷，主通降，以降为顺。

脾胃的病理变化主要表现为脾胃的功能等方面的障碍与失调。

（1）运化失常：如果脾运化水谷的功能减弱，则水谷的消化及精微的输布功能均会受到影响。精、津、气、血化源不足，人体的各个部位不能得到充分的营养，就会出现腹胀、不思饮食、四肢倦怠乏力、消瘦、儿童发育迟缓等。脾在将水液输布到周身的同时，也将代谢后多余的水分，通过其他脏腑排出体外，以维持人体内的水液代谢平衡。如果脾运化水液的功能失常，造成水湿停聚，可能引发腰以下浮肿的阴水证；也可能形成"水走肠间、漉漉有声"的痰饮证或腹胀如鼓、青筋暴露的水臌证。此外，湿邪留聚体内，除了困扰脾土，还可导致其他脏腑的功能失常。

（2）升降失司：如果脾不升清，则人体各个组织器官营养不足，引起精神疲惫，身体无力，少气懒言，头晕头重，视物不清，脘腹胀满、食后尤甚，泄泻等病症。如果脾气虚进一步加重，可出现腹腔内脏器下垂的脾虚下陷证。临床上可以见到胃下垂、肾下垂、子宫脱垂、脱肛及久泄等病。如果饮食不节，食滞胃脘，浊气不降，可能影响脾的升清与运化。另外，饮食、忧思伤脾，脾气运化失职，也会影响胃的受纳、腐熟与和降，会出现食欲不振，恶心呕吐，脘腹胀满、疼痛或嗳气、泄泻等症状。

（3）统摄失职：脾气具有固摄血液在脉管内运行而不致溢至脉外的功能。如果过于劳倦，或饮食不节，或忧思抑郁，均可损伤脾气，影响脾统血的功能，导致血液不循常道而溢至脉外。临床上可以见到面色萎黄，精神倦怠，肢体无力，心慌气短，便血，腹胀纳呆等症状。

总之，脾胃在五脏中具有重要的地位。脾胃生理功能的正常与否将影响全身各脏腑的生理、病理情况，其功能盛衰作为内因是发病与否的关键因素。

3.脾胃与饮食代谢密切相关

《黄帝内经》提到水谷经过口腔的咀嚼，进入胃，经胃腐熟、消磨变成粥样食糜后，传入小肠，在小肠"化物出焉"和"泌别清浊"的作用下，清者（水谷精微营养物质）上输于脾，浊者（未能消化吸收的物质）下传于大肠，经大肠传导排至体外。上输于脾的清者，再由脾转输到肺，与肺吸入的清气相结合后贯注心脉，其中称为"精"的部分分别贮藏于肝和肾。脾胃在食物的消化吸收过程中，必须靠肾中精气的充养，肾阳的温煦，才能正常发挥运化的功能。

人体对食物的消化吸收与代谢，是全身性的生理活动。因此，除上面提到的脾胃的受纳、腐熟、消磨、升降，小肠的"泌别清浊"和大肠的传导外，还需肝的条达疏泄，胆汁的排泄，肾阳的温煦，肺气的宣发肃降，心脏的运输等，但关键在脾胃。人体生命活动中所需的物质能量，也要靠脾胃的运化功能才能获得。

脾胃健康是影响人体寿命长短的重要因素。如果脾胃出了问题，会累及其他脏腑。李杲在《脾胃论》中明确指出"脾胃不足，则心火亢盛，肝木妄行，肺金受邪，肾水反来侮土"。孙文胤在《丹台玉案》中指出"脾胃一伤，则五脏皆无生气"。可见，百病皆由脾胃衰而生，而治脾胃即可以安五脏，所以养脾胃其实是在安抚五脏。脾的运化水谷精微功能旺盛，则机体的消化吸收功能才健全，才能为化生精、气、血、津液提供足够原料，才能使脏腑、经络、四肢百骸，以及筋肉、皮、毛等组织得到充分的营养。若脾胃功能受损，则运化功能减退，体内的水分不能正常代谢，停聚而生湿、生痰，影响气血的运行而变生各种疾病。

参考文献

[1]孙广仁，郑洪新.中医基础理论[M].3版.北京：中国中医药出版社，2012.

[2]陈珍阁.医纲总枢（醉经楼藏板）[M].光绪壬辰年新刻.

[3]张介宾.类经[M].北京：中医古籍出版社，2016.

[4]张介宾.景岳全书（上册）[M].李继明，王大淳，王小平，等整理.北京：人民卫生出版社，2007.

[5]张介宾.景岳全书（下册）[M].李继明，王大淳，王小平，等整理.北京：人民卫生出版社，2007.

[6]尤怡.金匮翼[M].张印生，韩学杰，张兰芹，校注.北京：中医古籍出版社，2003.

[7]张仲景.金匮要略[M].何任，何若苹，整理.北京：人民卫生出版社，2005.

[8]张仲景.伤寒论[M].王叔和，撰次.钱超尘，郝万山，整理.北京：人民卫生出版社，2005.

[9]巢元方.诸病源候论[M].宋白杨，校注.北京：中国医药科技出版社，2011.

[10]佚名.黄帝内经[M].北京：中国医药科技出版社，2013.

[11]叶天士.临证指南医案[M].苏礼，焦振廉，张琳叶，等整理.北京：人民卫生出版社，2006.

[12]许敬生.罗天益医学全书[M].北京：中国中医药出版社，2006.

[13]李东垣.李东垣医学全书[M].太原：山西科学技术出版社，2012.

[14]郑洪新.张元素医学全书[M].2版.北京：中国中医药出版社，2015.

[15]盛增秀.王好古医学全书[M].北京：中国中医药出版社，2004.

[16]叶桂.温热论[M].张志斌，整理.北京：人民卫生出版社，2007.

[17]王孟英.温热经纬[M].南京中医药大学温病学教研室，整理.北京：人民卫生出版社，2005.

[18]宋乃光.刘完素医学全书[M].北京：中国中医药出版社，2006.

[19]包来发.李中梓医学全书[M].北京：中国中医药出版社，1999.

[20]盛维忠.薛立斋医学全书[M].北京：中国中医药出版社，1999.

[21]田思胜，等.朱丹溪医学全书[M].北京：中国中医药出版社，2006.

[22]徐江雁，许振国.张子和医学全书[M].北京：中国中医药出版社，2006.

[23]李仁述.明代医家戴思恭[J].浙江中医学院学报，1983(4)：39-41.

[24]何高民.傅青主男科重编考释[M].北京：中医古籍出版社，1994.

第三章 常见脾胃疾病保健方法

疾病概况

慢性胃炎是指由多种病因引起的以淋巴细胞和浆细胞浸润为主，伴或不伴有肠上皮化生的胃黏膜慢性炎症。

引起慢性胃炎的病因很多，主要包括：（1）幽门螺杆菌感染、病毒或其他毒素侵犯，多见于急性胃炎之后，胃黏膜病变经久不愈发展而来的慢性浅表性胃炎。（2）长期饮烈性酒、浓茶、咖啡等刺激性物质，破坏胃黏膜保护屏障而引发胃炎。（3）长期服用某些药物，如激素、消炎止痛药、抗凝药等引起慢性胃黏膜损害。（4）口腔、咽部的慢性感染。（5）胆汁反流，胆汁中的胆盐破坏胃黏膜保护屏障从而引起炎症。（6）深度X线照射胃部时引起胃黏膜损害。（7）环境、气候变化，人若不能在短时间内适应，就可引起支配胃的神经功能紊乱，使胃液分泌和胃的运动不协调，产生胃炎。（8）精神心理的异常变化，这是对中枢神经系统的不良刺激。抑郁、悲伤、失望时，胃分泌量下降和胃运动减少；而恐惧、激动、焦虑时，胃分泌量和酸性增高。抑郁可以抑制胃的消化功能与排空，焦虑可以加快胃肠的运动，引起胃肠运动失衡，并影响内脏感觉而引起一系列症状。（9）老年人胃黏膜退行性改变，老年人的胃黏膜常见黏膜小血管扭曲，小动脉壁玻璃样变性，管腔狭窄，这种胃的局部血管因素可使黏膜营养不良、分泌功能下降和屏障功能降低。（10）其他病变，如尿毒症、溃疡性结肠炎等均可引起慢性胃炎。

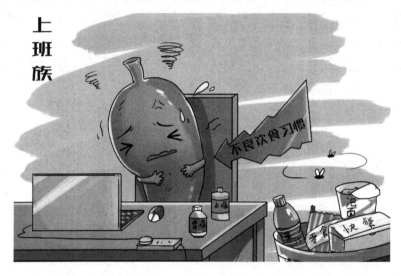

慢性胃炎缺乏特异性症状，其症状的轻重与胃黏膜的病变程度并不一致。大多数患者常无症状或有程度不同的消化不良症状，如上腹隐痛、食欲缺乏、餐后饱胀、反酸等。慢性萎缩性胃炎患者可有贫血、消瘦、舌炎、腹泻等，个别患者伴胃黏膜糜烂时上腹痛较明显，并可有出血，表现为呕血、黑便。慢性胃炎常常反复发作，出现无规律性腹痛，疼痛经常出现于进食过程中或餐后，多数位于上腹部、脐周，部分患者部位不固定，轻者为间歇性隐痛或钝痛，严重者为剧烈绞痛。慢性胃炎的确诊主要依赖胃镜检查和病理诊断。大多数成人胃黏膜具有非活动性，轻度慢性浅表性胃炎，可视为生理性黏膜免疫反应，可不予药物治疗。如果慢性胃炎波及黏膜全层或呈活动性，出现癌前病变，可予以短期或长期间歇治疗。

中医古籍中没有慢性胃炎的病名记载，但根据其发病的症状可归于"胃脘痛""胃痞""嘈杂""呕吐""反胃"等范畴。中医认为胃脘痛的发生，主要病因有外邪犯胃、饮食伤胃、情志不畅和脾胃素虚等，这些均可导致胃气郁滞，胃失和降，不通则痛。本病辨证应分清缓急、寒热、虚实、气血及所涉及的脏腑。慢性胃炎虽多慢性起病，但病程中可有急性加重。急性起病或加重者，多因外感风寒，或恣食生冷，或暴饮暴食；起病渐发者，常因肝郁气滞，或脾胃虚弱。中医治法以理气和胃止痛为主，同时审证求因，辨证加减。

中医治疗

中医辨证论治，慢性胃炎的证型及方选如下。

1. 肝气犯胃证

临床表现：胃脘胀痛，痛连胁肋，嗳气痛轻，怒则加重，胸脘痞闷，嘈杂吞酸，排便不畅，喜叹息，舌边红，苔白，脉沉弦。

治法：疏肝理气，和胃止痛。

代表方：四逆散合金铃子散加减。

2. 寒邪客胃证

临床表现：胃脘暴痛，遇冷加重，纳呆喜热，口淡乏味，泛吐清水，大便稀溏，小便清长，舌淡苔白，脉弦紧。

治法：温胃散寒，理气止痛。

代表方：良附丸合香苏饮加减。

3. 饮食伤胃证

临床表现：胃脘疼痛，脘腹饱胀，厌食拒按，嗳腐酸臭，恶心欲吐，吐后症轻，大便不爽或泻下臭秽，舌苔厚腻，脉弦滑。

治法：消食导滞，下气宽中。

代表方：保和丸加减。

4. 湿热阻胃证

临床表现：胃脘疼痛，痛势急迫，脘闷灼热，口干口苦，口渴而不欲饮，纳呆恶心，小便色黄，大便不畅，舌红，苔黄腻，脉滑数。

治法：清化湿热，理气和胃。

代表方：清中汤加减。

5. 瘀血停胃证

临床表现：胃脘疼痛，如针刺，似刀割，痛有定处，按之痛甚，痛时持久，食后加剧，入夜尤甚，或见吐血黑便，舌质紫黯或有瘀斑，脉涩。

治法：活血化瘀，理气和胃。

代表方：丹参饮合失笑散加减。

6. 脾胃虚寒证

临床表现：胃凉隐痛，喜按喜热，纳少便溏，畏寒肢冷，得食痛减，遇冷痛重，餐后饱胀，口淡流涎，舌淡有齿痕，舌苔薄白，脉沉细迟。

治法：益气健脾，温胃止痛。

代表方：黄芪建中汤合理中汤加减。

7. 胃阴亏虚证

临床表现：胃热隐痛，口干舌燥，大便干燥，手足心热，纳呆干呕，空腹症重，似饥不食，舌红少津，裂纹无苔，脉细数。

治法：养阴生津，益胃止痛。

代表方：益胃汤合芍药甘草汤加减。

保健指导

1. 发病前的预防

（1）保持精神愉快。

精神抑郁或过度紧张和疲劳，容易造成幽门括约肌功能紊乱，胆汁反流而发生慢性胃炎。

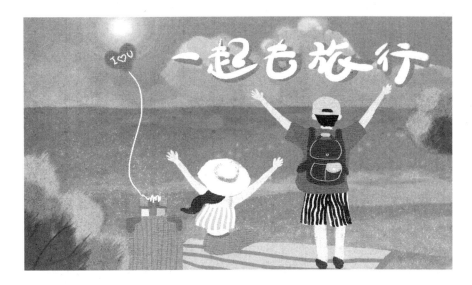

（2）戒烟忌酒。

烟草中的有害成分能促使胃酸分泌增加，对胃黏膜产生有害的刺激作用，过量吸烟会引起胆汁反流；过量饮酒或长期饮用烈性酒能使胃黏膜充血、水肿，甚至糜烂，慢性胃炎发生率明显增高。所以，建议有烟酒史的人群戒烟忌酒。

（3）慎用、忌用对胃黏膜有损伤的药物。

长期滥用对胃黏膜有损伤的药物会使胃黏膜受到损伤，从而引起慢性胃炎及溃疡。

（4）积极治疗口咽部的感染灶。

口咽部感染灶处的分泌物中常有细菌，所以，切勿将痰液、鼻涕等带菌分泌物吞咽入胃，其易导致慢性胃炎。

（5）注意饮食。

应尽量避免辛辣等刺激性食物及生冷不易消化的食物。进食时要细嚼慢咽，使食物与唾液充分混合，以利于消化和减少对胃黏膜的刺激。饮食宜按时定量、营养丰富，多吃富含维生素A、维生素B、维生素C的食物。忌服浓茶、咖啡等刺激性的饮料。

（6）家族史。

有慢性胃炎、胃癌家族史的人群，应每年定期至医院行胃镜检查。

2. 发病后的调护

（1）推拿。

用拇指在患者中脘穴、内关穴、足三里穴和至阳穴重压揉按，用力由轻至重，再由重到轻，疼痛缓解后再按压5分钟。此法适用于胃脘痛诸证。

（2）刮痧。

在患者上脘部、中脘部、下脘部和胸骨柄及脊椎两侧，用75%乙醇消毒后，用汤匙或牛角梳由上往下刮动，重复20～30次，用力适度，以皮肤出现红色皮下出血点为度。此法适用于胃脘痛的实证、热证。

（3）熨敷。

将适量食盐炒热，用布包裹，热敷于胃痛部位。该法一般常用于医治胃寒引起的胃痛不适。

（4）运动。

运动宜空腹进行，可于早晨、午睡后或夜晚睡前进行，早晨、午睡后进行，动作顺序如下；若夜晚睡前进行，则与之相反。一般运动可每天进行2次，每次20～30分钟为宜。

①腹部按摩：腹部放松，双手相叠在下腹部，双手顺时针从右下腹部向上推至右上腹部，再横过上腹部，转至左下腹部。反复20次。

②腹部点按：用一手指的中指指端从右下腹部，沿着腹部按摩的方

向缓慢用力向下按，然后慢慢抬起，点按一圈为1次，共做10～20次。

③举腿运动：仰卧位，两腿同时抬高至90°，然后慢慢放下，共做20次。

④仰卧起坐：双手伸直过头或交叉置于枕骨后，然后坐起，上体前倾，两手摸足，共做20次。

⑤叩打足三里：上体前屈，双手握拳，以拳轮部位叩打足三里，共做20次。

⑥拍打腰椎：双手握空拳沿脊柱中线自下胸段起逐渐向尾骶部拍打，最后在尾骶部用较大力拍打3次，左右手各做10次。

（5）食疗。

①二绿茶：绿萼梅和绿茶各6克。可以达到疏肝理气，和胃止痛的目的。

②金橘饮：金橘200克，白蔻仁20克，白糖适量。可以达到疏肝解郁，调和脾胃的目的。

③鹌鹑汤：鹌鹑1只，党参15克，淮山药30克。可以达到健脾益气和胃的目的。

④白术猪肚粥：白术30克，猪肚1个，粳米60克，生姜少许。可以达到增强食欲、消痞通气的目的。

⑤曲末粥：神曲10～15克，粳米30～60克。可以达到健脾温胃的目的。

⑥金橘猪肚汤：金橘根30克，洗净切碎；鲜猪肚1个，洗净切碎，二者同时放砂锅内，加清水1000毫升煲汤，煲至350毫升左右，调味，饮汤食猪肚。

⑦佛手汤：佛手片12克，猪瘦肉（或去皮鸡肉）50克，切片，然后煮汤饮用，注意不宜久煎。

延伸阅读

路志正2009年被评为首届"国医大师"，临床擅治眩晕、脾胃病、风湿病等内科疑难疾病。他常说，他屡获成功的秘诀之一就是治疗时从脾胃入手。其实不光治病，他在保健时也不离脾胃。

1. 干蒸大枣益气血

中医认为，脾胃是气血生化之源，后天之本。只有脾胃功能健全，摄入的食物才能正常转化为人体所需的气、血、津、精等精微物质。当脾胃功能减弱时，就会表现出种种不适，如吃得少，容易疲劳，肌肉无力，身体懒动，面色萎黄等。这些都是气血不足的表现。大枣可以补脾胃，益气血，调营卫，安心神。《神农本草经》记载"（大枣）味甘平。主心腹邪气，安中养脾，助十二经，平胃气，通九窍，补少气，少津液，身中不足，大惊，四肢重，和百药"。服用大枣不是单纯补充营养成分，而是从不同角度促进气血生化，解决"开源"的问题，所以对于气血亏虚有较好的治疗作用。

单以吃大枣补气血来说，哪种吃法更好，是生吃，煮着吃，还是煲汤吃呢？都不是，路老认为，吃大枣应干蒸着吃。

首先选择肉厚、色泽鲜艳、质地较沉的大枣，洗去杂质，无需长时间浸泡，即可用中火隔水蒸大约20分钟；而后置阴凉处3～4小时；再蒸20分钟，蒸时水沸腾后宜小火。每次吃时，再蒸1次，剥去硬皮和内核。如此加工后有利于胃肠吸收。

但并不是所有人都适合食用大枣，如脾气虚弱且湿气较重，形体偏胖，有腹胀、大便黏滞不爽、舌苔腻等症状的人，则不宜食用。另外，患有糖尿病的人要少吃大枣。

这类人该怎么办呢？路老常选用《温病条辨》里的"三仁汤"进行

加减以祛湿化浊。如在长夏季节，则可喝绿豆汤或以50克薏苡仁与100克大米煮粥服用。同时，要少吃生冷之品，如冰糕、冰镇西瓜等。等湿邪去掉了，脾胃功能会慢慢恢复，气血不足的问题也会慢慢得到解决。

2.食积如何去

从中医对脾胃的认识看，胃主受纳，脾主运化。现代人生活条件有所改善，一些人常因吃得过多、过于油腻，出现腹部胀满疼痛、打嗝、泛酸、呕吐等症状。路老推荐用陈皮泡水服用，陈皮陈久者良，越久香气越浓，其行气祛湿的作用也越强。

此外，他还给出了一个治疗消化不良的小方：炒山楂30克，炒神曲20克，炒麦芽20克，陈皮20克，苏叶15克，水煎服。中医讲山楂可以消肉食，《本草新编》有言："煮肉少加（山楂），须臾即烂，故尤化肉食。"神曲可以消酒食，麦芽可消面食，加陈皮行气，苏叶畅中，全方具有消食理气，宽中和胃的功效。

另外，还可以通过揉腹的办法来解决食积问题。先将双手搓热，然后以右手压住肚脐，左手置于右手上，以肚脐为中心呈顺时针方向、螺旋式外扩，逐渐扩大按摩范围至整个腹部，而后再逐渐缩小范围，回归至肚脐。接着以左手压住肚脐，右手置于左手上，呈逆时针、螺旋式外扩，逐渐扩大至整个腹部，最后再揉回至肚脐。按揉的次数没有硬性规定，可根据个人具体情况而定。通常在饭后一个半小时进行，按摩前需排空二便。需要注意的是，经常腹泻及患子宫肌瘤的人群不适合运用此法。

揉腹如能与治疗消化不良的小方配合应用，效果更佳。

3."自家水"助生津

现在的上班族中，不少人每天生活在中央空调控温的大楼里，一天面对电脑十多个小时，再加上中午吃些口味很重的饭菜，于是有些人就出现了每天口干想喝水，但饮水又不多，伴手足心热，眼睛干涩，四肢无力，皮肤干燥，大便干结，舌红少苔或有裂纹等表现。这些都是津液不足，尤其是胃液亏虚导致的。

路老建议，这类人除药物治疗外，还需要少吃辛辣食物（如辣椒、芥末、大蒜），少熬夜。

4. 不撤姜食保健康

"不撤姜食，不多食"是路老非常推崇的一个观点，他认为生姜是调养脾胃、养生防病的必备之品。

现代研究发现，生姜中含有姜辣素，有健胃作用，能促进胆汁分泌，帮助消化。姜还有加快人体新陈代谢、通经络、抗衰老的作用。气候变冷时吃生姜可通阳御寒、温脾暖胃、预防感冒。吃饭不香时，吃生姜能够改善食欲，增加饭量。尤其是有胃溃疡、虚寒性胃炎、肠炎的患者，经常吃点姜，对于改善恶心、呕吐的症状有一定效果。

姜的食用方法多种多样，如用醋泡着吃。把生姜切片或切丝，放入米醋或香醋中浸泡一周后，每天早晨吃两三片，可起到温胃散寒、提神醒脑、促进血液循环、预防动脉硬化的作用。生姜本是一味发散的药，醋有收敛之效，用醋泡姜，可防止姜太辣而发散太过，醋能活血止痛。姜泡后食用，对健康大有裨益。

虽然生姜有顾护脾胃功效，但不可多食。一次吃几片就差不多了，此时有和胃降气、增加食欲的作用，如果吃太多，则会导致胃热。老年人如果咳有泡沫的白痰，可以吃生姜；但是痰黄或干咳时，就不要吃了。

俗话说："早上吃姜似参汤，晚上吃姜赛砒霜。"一天之内，早上吃生姜最好。人要顺应四时，早晨人体阳气回升，此时进食温性的生姜，可以帮助人体阳气的升发。晚上自然界的阳气收敛，人体的阳气也已收敛，此时如果过食生姜则影响阳气内敛，不利于劳累后身体的恢复，有害健康。

当然，凡事不可绝对，比如晚上散步时出汗着凉了，可以喝点姜糖水，出点汗以祛风寒。

第二节　急性胃炎

疾病概况

急性胃炎是指各种原因所致的急性胃黏膜炎症，常因病因不同而有不同的症状、体征。其病因多样，包括急性应激、药物损伤、缺血、胆汁反流和感染等。急性胃炎在临床上主要表现为上腹痛、胀满、恶心、呕吐和纳差等，轻症患者可无明显症状，重症患者可有呕血、黑便、休克等表现。治疗主要包括去除病因，卧床休息，停止一切对胃有刺激的食物或药物，给予清淡饮食，必要时禁食，同时予以相应的对症处理。

中医古籍中没有急性胃炎的病名记载，根据其发病的临床表现，可归于"胃痛""胃痞""嘈杂""呕吐""吐血"等范畴。中医认为本病发生主要与饮食不慎、情志失调、感受邪气、禀赋不足等有关，治疗以和胃降逆止痛为基本原则。

中医治疗

中医辨证论治，急性胃炎的证型及方选如下。

1.饮食伤胃证

临床表现：胃脘疼痛，胀满拒按，不思饮食，嗳腐吞酸，得食愈甚，吐后反快，大便或结，气味臭秽，舌质红，苔厚腻，脉滑。

治法：消食导滞，和胃止痛。

代表方：保和丸加减。

2. 寒邪犯胃证

临床表现：胃脘冷痛，遇寒更甚，得热痛减，纳少，口不渴或喜热饮，舌质淡，苔白，脉沉紧。

治法：温经散寒止痛。

代表方：良附丸加减。

3. 湿热中阻证

临床表现：胃脘闷痛，胸脘痞满，口腻纳呆，恶心、呕吐，头身困重，口干尿赤，舌质红，苔黄腻，脉滑数。

治法：清胃泄热燥湿。

代表方：大黄黄连泻心汤加减。

4. 肝胃郁热证

临床表现：胃脘灼痛，痛势急迫，嘈杂泛酸，口干口苦，渴喜冷饮，烦躁易怒，舌质红，苔黄，脉弦数。

治法：疏肝和胃，清热止痛。

代表方：化肝煎加减。

保健指导

1. 发病前的预防

（1）进食新鲜食物。

急性胃炎大多与饮食不节有关。因此，要预防急性胃炎，在饮食上特别要注意，食物要新鲜，过餐的饭菜要放冰箱，再次食用时要充分烧煮，以杀死可能隐藏的病菌。冰箱内的食物要生熟分离，以免交叉污染。此外，冰箱不是保鲜箱，有些食物，尤其是肉类食物，不宜在冰箱中放置过长时间。

（2）少吃冷饮。

嗜冷饮损伤脾胃，易使阳气不足，导致脾胃运化失常，湿浊内生，积滞内停。吃过冷的食物、身体接触寒冷环境会让胃肠道的血管收缩，使胃肠道的血流量减少，防御疾病能力降低，而且会刺激胃肠道黏膜，引起胃肠道痉挛，导致腹痛、腹泻等症状。

（3）保持精神愉快。

精神抑郁或过度紧张和疲劳，容易造成幽门括约肌功能紊乱、胆汁反流而发生急性胃炎。

（4）戒烟忌酒。

烟草中的有害成分能促使胃酸分泌增加，对胃黏膜产生有害的刺激作用，过量吸烟还会引起胆汁反流。过量饮酒或长期饮用烈性酒能使胃黏膜充血、水肿，甚至糜烂，使急性胃炎发生率明显增高。所以，有烟酒史的人群应戒烟忌酒。

（5）慎用、忌用对胃黏膜有损伤的药物。

使用对胃黏膜有损伤的药物会使胃黏膜受到损伤，应注意其有引起急性胃炎的可能。

2. 发病后的调护

（1）去除病因。

卧床休息，停止进食一切对胃黏膜有刺激的饮食和药物。禁酒、禁烟、禁食辛辣。

（2）注意饮食。

症状严重的患者，可以短期禁食，减少对胃黏膜的刺激，症状好转后从易消化、清淡、少渣的流质饮食开始，由稀到稠，慢慢增加进食量，以利于胃黏膜的休息和损伤处的修复。食物可以选择大米粥、藕粉、蒸蛋、面糊、细面等。病情好转后，患者可进食容易消化及营养丰富的食物，同时可配合服用如下食疗方。

①藕姜蜜饮：鲜藕、鲜姜、蜂蜜适量。将藕、姜去皮，洗净，切碎，榨取汁液，煮沸，放入蜂蜜即成，代茶饮。此方可清热利湿、和胃止吐。

②陈茗粥：陈茶叶、粳米适量。先将茶叶择净，放入锅中，加适量清水，水煎取汁，再加粳米煮为稀粥。此方可消食化痰。

③焦粳米粥：取粳米适量，炒焦后，放水煮成稀粥服用。此方可养胃和中。

（3）推拿。

用拇指在中脘穴、内关穴、足三里穴重压揉按，用力由轻至重，再由重到轻，疼痛缓解后再按压5分钟。该法适用于胃脘痛诸证。

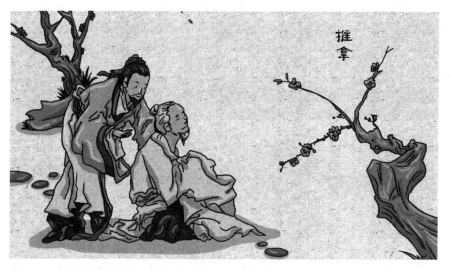

（4）刮痧。

在患者上脘部、中脘部、下脘部和胸骨柄及脊椎两侧，用75%乙醇消毒后，用汤匙或牛角梳由上往下刮动，重复20～30次，用力适度，以皮肤出现红色皮下出血点为度。该法适用于胃脘痛的实证、热证。

（5）熨敷。

将适量食盐炒热，用布包裹，热敷于胃痛部位。该法一般用于胃寒引起的胃痛不适。

延伸阅读

1. 生活规律，顺应自然

中医讲究天人合一，一年四季有寒、热、温、凉，自然界有风、寒、暑、湿、燥、火，宜"动作以避寒，隐居以避暑"，和于四时，顺应自然之气。

2. 动脑动手，形神受益

健康的维持需要运动，但必须适当，不可劳倦过度，尤其是老年人和患者，一定要选择适合自己的锻炼方式。

3. 饮食有节，定时定量定性

饮食宜定时、定量、定性。定时是指如果没有特殊情况，应坚持每

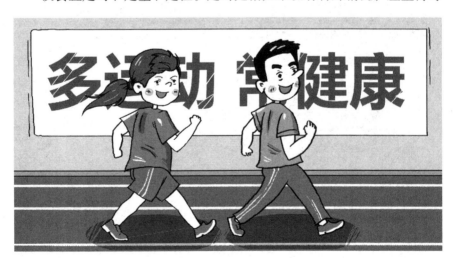

日三餐按时；定量是指三餐不过饱，以八分饱为宜，尤其晚餐宜食少，以易于消化吸收；定性是指粗细粮配合，蔬菜、水果搭配，吃后以能消化吸收、腹部舒适为准。

4.情志安宁，气血通畅

喜、怒、忧、思、悲、恐、惊的情绪是生活中难以避免的，但只要生活中加强修养、遇事不躁，就能心静志安，则气血通畅。

第三节 急性肠炎

疾病概况

急性肠炎多是病原体在肠道繁殖或生化因素等刺激肠道导致的肠道急性黏膜炎症性病变。

急性肠炎的主要病因及发病机制有以下几点：细菌性食物中毒，沙门菌属为主要的致病菌，其具有潜伏期短、突发性强、病情严重、时间集中等特点；细菌性痢疾，主要致病菌为痢疾杆菌，主要是饮用不清洁的水、进食被污染的食物所致，也可通过苍蝇或手等途径传播；大肠杆菌肠炎，患者进食被大肠杆菌污染的肉类等后，出现腹泻，大便呈蛋花样；冰箱性肠炎，耶尔细菌在低温环境中仍可生长、繁殖，而食用被耶尔细菌污染的食物，则可能出现"冰箱性肠炎"；病毒性肠炎，最常见的为诺沃克病毒和轮状病毒感染，诺沃克病毒感染与饮水、游泳或进食牡蛎等有关，轮状病毒感染是婴幼儿严重腹泻的重要病因，该病毒的来源是感染者的粪便；其他因素，如进食生冷酸辣食物，饮食、作息习惯改变，服用一些药物如解热镇痛药、青霉素、头孢类、喹诺酮类等，不慎服用强酸、强碱及农药等。

急性肠炎常见于夏秋季，常有集体发病的情况，主要表现为恶心、腹痛、腹泻、发热等。急性肠炎引起的轻型腹泻，患者一般状况良好，每天排便在10次以下，为黄色或黄绿色，带少量黏液或白色皂块，粪质不多，有时大便呈"蛋花样"。急性肠炎也可引起较重的腹泻，每天大便数次至数十次，大量水样便，少量黏液，恶心、呕吐，食欲低下，有时呕吐出咖啡样物，可出现低血钾，可有腹胀，有全身中毒症状，如不规则低热或高热、烦躁不安，进而精神不振，意识朦胧，甚至昏迷。要遵循早发现、早治疗的诊治原则，腹泻较重时及时至医院就诊，避免延误病情。

中医古籍中没有急性肠炎的病名记载，但根据其发病的症状可归于"泄泻"的范畴，重者，由于频繁上吐下泻，可归于"霍乱"或"绞肠痧"。中医认为泄泻的发生是由于感受外邪、饮食所伤、情志失调或久病年老，而致脾虚湿盛，脾胃运化功能失调，肠道分清泌浊、传导功能

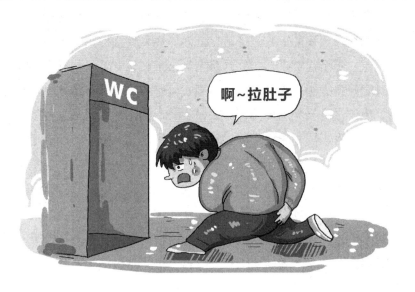

失司。《素问·至真要大论》有言："暴注下迫，皆属于热。"《景岳全书·泄泻》有言："泄泻，……或为饮食所伤，或为时邪所犯，……因食生冷寒滞者。"又有言："泄泻之因，惟水火土三气为最。夫水者，寒气也，火者，热气也，土者，湿气也，此泻利之本也。"急性肠炎的治疗主要以清热、除湿、健脾、消食为主。

中医治疗

中医辨证论治，急性肠炎的证型及方选如下。

1. 胃肠湿热证

临床表现：呕吐吞酸，恶心频繁，腹痛阵作，泻下急迫（里急后重），便行不爽，便色黄褐而臭，口渴欲饮，心烦，尿短赤，苔黄腻，脉濡数或滑数。

治法：清热利湿。

代表方：葛根芩连汤加减。

2. 寒湿阻滞证

临床表现：呕吐清水，恶心频繁，腹泻，水样便，腹痛肠鸣并伴有畏寒发热，颈项或全身关节酸痛，苔薄白或白腻，脉濡数。

治法：芳香化湿，疏表散寒。

代表方：藿香正气散加减。

3. 食滞胃肠证

临床表现：恶心厌食，不欲食，吐后反快，腹痛，泻下秽臭，急迫不爽，泻后痛减，苔厚腻，脉滑。

治法：消食导滞，和胃止痛。

代表方：保和丸加减。

保健指导

未病先防，既病防变。

1. 发病前的预防

（1）注意饮食卫生。保证食物卫生是预防急性肠炎的关键，搞好饮食、饮水卫生和粪便管理，是预防该病的根本措施。冰箱内的食品要生熟分开，进食前要重新烧熟、烧透；饮食应有节制，不暴饮暴食，不吃腐败变质的食物，不喝生水，生吃瓜果要洗净，养成饭前便后洗手的习惯。

（2）少吃冷饮。夏季炎热，大多数人喜饮冷饮，但嗜冷饮，易损伤脾胃，致阳气不足，脾胃运化功能失常，湿浊内生，积滞内停，引起腹痛、腹泻等不适。另外，过冷的食物会使胃肠道血管收缩，使胃肠道的血流量减少，防御能力降低，且会刺激胃肠黏膜，引起胃肠痉挛，导致腹痛、腹泻。

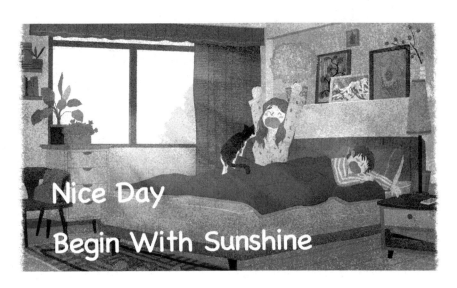

（3）加强锻炼，注意保暖。夏秋季节气温变化较大，一定要适时增减衣物，尤其是进入秋季以后，一定要注意保暖，睡觉时盖好被子。此外还要加强体育锻炼，提高身体的免疫力。

（4）起居有常。起居应顺应四时规律，晨起后可以适当锻炼，中午可以午睡一段时间。

2.发病后的调护

（1）多饮水。

以淡盐水为宜，以防止脱水或治疗轻微的脱水，另可避免饮食欠佳引起的电解质紊乱。急性肠炎患者出现腹泻伴有呕吐的，应禁食一天。病情较轻者可以吃流质、半流质食物，如米汤、稀饭、面条，逐渐过渡到正常饮食。

（2）针灸。

选择双侧天枢穴、上巨虚穴，先用75%乙醇消毒皮肤，然后选取合适的毫针对准上述穴位垂直进针，行提、插、捻、转等手法，使其得气，即出现酸、麻、胀、痛等感觉。得气后留针3分钟，连续3天。

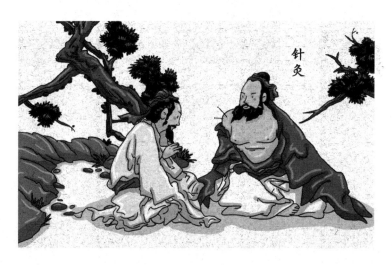

针灸

（3）耳穴贴敷。

选择脾、胃、大肠、小肠、交感5个穴位，先用75%乙醇对耳廓进行消毒，后右手持镊子夹取粘有王不留行籽的胶布贴对准穴位进行贴敷，并适度揉按、捏压，使耳廓出现发热、发胀等感觉。每次揉按3分钟，每日2次。

（4）艾灸。

将灸盒放至中脘穴、天枢穴，直至感觉不到灸盒的温度，每日1次。

（5）穴位按摩。

在脚全息穴十二指肠区找压痛点按揉3分钟，再按揉中脘穴、足三里穴各2分钟，按揉合谷穴1分钟。

（6）食疗法。

①藿香白术粥：藿香10g，白术10g，粳米少量。将藿香、白术清洗干净，放入药罐中，加入清水适量，先浸泡10分钟，后加入粳米，煮成稀粥。此方适用于急性肠炎患者有恶寒、发热、头痛，胸闷、胸痛，腹痛、呕泻，口淡无味等表现时。

②藕姜蜜饮：鲜藕、鲜姜、蜂蜜适量。将藕、姜去皮，洗净，切碎，榨取汁液，煮沸，放入蜂蜜即成。此方适用于急性肠炎患者有恶心呕吐、吐物酸臭、大便溏泄、烦躁不安等表现时。

③陈茗粥：陈茶叶、粳米适量。先将茶叶择净，放入锅中，加入适量清水，煮沸取其汁，然后再加入粳米煮为稀粥。此方适用于急性肠炎患者有食积不消，过食油腻之品及大量饮酒、口干烦渴、多睡不醒等表现时。

④葛根粥：葛根、粳米适量。将葛根洗净水煎煮沸取汁，再加粳米煮为稀粥。此方适用于急性肠炎患者有口渴尿黄等表现时。

⑤焦粳米粥：取适量粳米炒焦，然后放水煮成稀粥。此方可止泻，

也可养胃和中。

⑥苹果水：苹果切块煮水代茶饮，具有一定的止泻作用。

延伸阅读

陆游的饮食以素食为主，不主张"以肉养人"，在其诗中出现得比较多的食物是菱角、山药和粥等。他在《夜归》中云："今年寒到江乡早，未及中秋见雁飞。八十老翁顽似铁，三更风雨采菱归。"《本草纲目》中记载：吃菱角能"安中补五脏，不饥轻身"。生吃鲜菱角能"解伤寒积热，止消渴，解酒毒、射罔毒"；晒干后碾成粉食用，能"补中延年"。陆游还专门写了《食粥》："世人个个学长年，不悟长年在目前。我得宛丘平易法，只将食粥致神仙。"老年人吃粥容易消化、吸收，对胃肠具有一定的保护作用。陆游还认识到体弱多病的人食山药能增强体质，有利健康。其有诗云："久缘多病疏云液，近为长斋煮玉延（山药）。"据现代科学分析，山药中富含多种营养成分，特别是它含有的黏液蛋白，能预防脂肪沉积于血管壁，保持血管弹性，防止动脉硬化过早发生。山药中的黏多糖物质与无机盐结合，还可使软骨的弹性增加。山药还含有消化酶，有促进蛋白质和淀粉分解的作用。

第四节　慢性肠炎

疾病概况

慢性肠炎泛指肠道的慢性炎症性疾病。其病因可为细菌、真菌、病毒、病原虫等微生物感染，也可以为变态反应等。本病可以由急性肠炎迁延或反复发作而来。长期过度疲劳、情绪激动、过度精神紧张、营养不良，都可诱发慢性肠炎。慢性肠炎也可继发于咀嚼障碍、胃酸缺乏、胃大部切除、肠道寄生虫感染等疾患。

慢性肠炎常表现为长期或反复发作的腹痛、腹泻及消化不良等症，重症可有黏液脓血便或水样便，大便次数增多，粪便不成形，甚至为稀水样，或含有未消化的食物、黏液，或过多脂肪。病程一般超过2个月，或表现为间歇期在2～4周的复发性腹泻。

慢性肠炎属中医学"泄泻""痢疾""肠澼""滞下"等范畴，其中以"泄泻""痢疾"论述为多，是一种常见的胃肠病。中医学认为，慢性肠炎的病因包括外感六淫、饮食不节、情志失调、禀赋不足、久病脏腑虚弱等。病位在肠，病变脏腑主要在脾、胃，与肝、肾有密切关系。病机主要为脾虚湿盛，脾胃运化功能失调，肠道分清泌浊、传导功能失司。病理因素中，与湿邪关系最大，湿邪为标，脾虚为本，病性多属虚，或虚实夹杂。治疗以健脾养胃化湿为主要原则。中医治疗慢性肠炎，注重从整体出发，通过调节各脏腑的功能，达到"阴平阳秘""阴阳平衡"。

中医治疗

中医辨证论治，慢性肠炎的证型及方选如下。

1. 肠道湿热证

临床表现：腹痛，泻下急迫，里急后重，泻下赤白黏冻，肛门灼热，烦热口渴，小便短黄，舌红，苔黄腻，脉滑数或濡数。

治法：清热利湿，渗湿止泻。

代表方：参苓白术散合芍药汤加减。

2. 脾胃虚弱证

临床表现：大便时溏时稀，迁延反复，纳少，食后脘闷不舒，稍进油腻食物则大便次数明显增加，面色萎黄，神疲倦怠，身软乏力，舌淡，苔白，脉细弱。

治法：健脾益气，化湿止泻。

代表方：黄芪建中汤合四君子汤加减（或参苓白术散加减）。

3. 肝气乘脾证

临床表现：素有胸胁胀闷，嗳气食少，每抑郁恼怒，或情绪紧张时，发生腹痛或泄泻，腹中雷鸣，攻窜作痛，矢气频作，舌淡红，脉弦细。

治法：抑肝扶脾。

代表方：痛泻药方加减。

4. 脾肾阳虚证

临床表现：黎明之前脐腹作痛，肠鸣即泻，完谷不化，腹部喜暖，泻后则安，畏寒肢冷，腰膝酸软，舌淡，苔白，脉沉细无力。

治法：温肾健脾，固涩止泻。

代表方：四神丸加减。

保健指导

1. 发病前的预防

倡导科学、健康的生活方式。健康的生活方式为劳逸结合，不经常熬夜，营养均衡，适当地参加体育锻炼。建议肉类、蛋类煮熟后食用；切勿进食病死牲畜的肉和内脏。不吃变质食物，不喝生水；适当服食山药、山楂、莲子、白扁豆、芡实等助消化的食物；忌食难消化或清肠滑肠的食物；养成饭前便后洗手的良好习惯。

2. 发病后的调护

（1）发病后膳食调理。

慢性肠炎患者的饮食调理是治疗过程中重要的环节，也是患者最容易忽略的一个地方。慢性肠炎常常反复发作，病程较长，患者营养丢失多，身体消耗大，胃肠功能明显减弱。因此，饮食调理对慢性肠炎患者的康复至关重要。

慢性肠炎患者需减少煎炸油腻食物的摄入。煎炸油腻食物摄入后会加重胃肠道负担，未被吸收的油脂可促进大便排出，具有一定的"滑肠"作用，进而可能加重患者腹痛、腹泻症状。同时，慢性肠炎患者需减少对变质、不洁、隔夜、腌制及冷冻食物的摄入，因为该类食物容易滋生细菌或真菌，易刺激肠黏膜的炎性反应，加重或诱发肠道炎症，加重病情。慢性肠炎患者还应慎用酒精制品、咖啡、浓茶、芥末、辣椒等刺激性食物，以减少该类食物对肠道黏膜的刺激。总体来讲，慢性肠炎患者宜主要食用清淡、少渣、易消化、富营养、无刺激性食物，减少肠道的蠕动，缓解腹泻症状。

（2）发病后宜保持情志调畅。

长期精神紧张或压力过大，会使胃肠功能紊乱，诱发慢性肠炎。因此，应保持健康的心理状态。泄泻痊愈后还应注意饮食调养、精神调养和体育锻炼，防止复发。

（3）食疗。

①益脾饼。

红枣500克，煮熟去皮核，取枣肉250克，鸡内金60克、生白术120克、干姜粉60克，将鸡内金、白术洗净，以文火焙干，研成细末，加入干姜粉和枣肉，同捣如泥，制成小饼，放入烤箱内烘干，然后取出即可。

②鲜芦根粥。

鲜芦根100克，青皮5克，粳米100克，生姜2片。鲜芦根洗净后，切成1厘米长的细段，与青皮同放入锅内，加适量冷水，浸泡30分钟，然后武火煮沸，再改文火熬20分钟。捞出药渣，加入洗净的粳米，煮至粳米开花，粥汤黏糊。端锅前5分钟放入生姜。每日1剂，分2次温服。

③丁香乌梅汤。

乌梅100克，山楂20克，陈皮10克，桂皮30克，丁香5克，白砂糖适量。将乌梅、山楂用清水洗净，捣烂，同陈皮、桂皮、丁香一同装入干净的纱布袋中包好扎紧；砂锅中加入约1000毫升清水，放入药包，用旺火烧沸，再转小火熬约30分钟；取出药包，放置15分钟，滤出汤汁，加入白砂糖，搅匀即可饮用。

④板栗炖鸡汤。

准备一只母鸡，去掉内脏后洗净，然后切成块，与板栗一同放入锅中炖煮，再逐步加入生姜、料酒、葱等，2小时后出锅即可食用。

⑤猪肚炖白术。

将猪肚洗净后，放入锅中，加入少许的水，再将白术放入锅中，一起炖煮，直到猪肚完全熟烂。

延伸阅读

怎么吃能够长寿？中医学家邓铁涛的回答是："只有四个字，那就是'杂食不偏'。"这是邓铁涛从中医经典和日常生活中总结出来的。《黄帝内经》中总结了"五谷为养，五果为助，五畜为益，五菜为充，气味合而服之，以补益精气"的膳食配制原则，也就是说在日常生活中五谷、五果、五畜、五菜合理搭配，才能充分补充人体气血精微，从而使人达到健康长寿的目的。

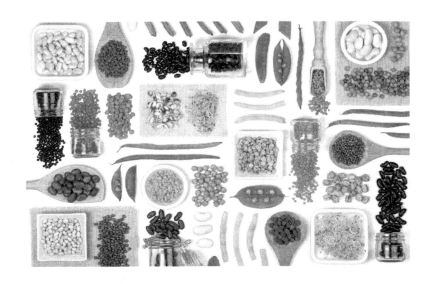

无论是养生保健，还是治病救人，邓铁涛都重视脾胃功能的调理，强调进食"七分饱"。邓铁涛日常饮食偏于清淡，注意营养，多吃容易消化和吸收的食物，主食以米饭为本，每周有1～2顿杂粮，如番薯、芋头、淮山药、土豆、燕麦、馒头等，同时配有蔬菜、水果、豆类、牛奶、鸡蛋、核桃、鱼、虾、鸡肉和牛肉等。

第五节　胃息肉

疾病概况

胃息肉是一组起源于胃黏膜上皮或黏膜下的胃内局限性隆起性良性病变。目前已将胃息肉归为癌前疾病，特别是腺瘤性和增生性息肉，有发展为胃癌的可能。目前胃息肉的具体病因及发病机制尚不明确，但现有的研究表明，胃息肉的发生与慢性炎症刺激、幽门螺杆菌感染、胆汁反流、长期应用质子泵抑制剂、遗传易感性（APC基因、MYH基因突变）、吸烟、饮食习惯不良等因素相关。

胃息肉患者常缺乏典型临床表现，多于体检或合并其他非特异性上消化道症状而行胃镜检查时偶然发现。随着人们饮食结构的改变、健康意识的提高以及内镜检查的广泛开展，胃息肉的检出率正逐年升高。胃息肉患者有症状时常表现为上腹隐痛、腹胀、不适，少数可出现恶心、呕吐。合并糜烂或溃疡者可有上消化道出血，多表现为大便潜血试验阳性或黑便，呕血较少见。位于幽门部的带蒂息肉，可脱入幽门管或十二指肠，引起幽门梗阻。胃镜病理检查为胃、十二指肠息肉疾病诊断的金标准。经内镜切除是胃息肉治疗的首选方法。另外，经内镜行息肉切除治疗后应每年定期至医院进行复查（通过内镜定期复查），若发现息肉复发，应予以及时治疗以防癌变。

中医古籍中没有胃息肉的病名记载，但根据胃息肉发病的症状可将其归于"胃脘痛""痞满"的范畴。《灵枢·水胀》提到："寒气客于肠外，与卫气相搏，气不得荣，因有所系，癖而内著，恶气乃起，息肉乃生。"人们认为胃息肉的病因在于寒邪侵袭于胃肠外，气血壅塞。文献研究显示，胃息肉病位在胃，与肝、脾密切相关。其病因有外邪入里、饮食内伤、情志失调、脾胃虚弱等，均可导致气滞、血瘀、痰浊相互搏结，结聚于胃，日久而成息肉。参考《中医常见证诊断标准》及相关中医研究，胃息肉主要包括气滞痰阻证、痰热郁结证、痰瘀互结证、脾胃虚寒证。

中医治疗

中医辨证论治，胃息肉的证型及方选如下。

1. 气滞痰阻证

临床表现：部分患者会有胃脘胀满、走窜作痛的症状，另外，嗳气频频，反酸烧心，咽部不适，自觉有异物感，胸部满闷，身重困倦乏力，呕恶纳呆，口淡不渴，舌质淡，苔薄白或腻，脉弦。

治法：疏肝解郁，理气化痰。

代表方：柴胡疏肝散合二陈汤加减。

2. 痰热郁结证

临床表现：胃部痞满胀痛，嗳气反酸，心烦口苦，身体沉重，肛门部位有灼烧感，大便和小便不畅，舌质红，苔黄腻，脉数。

治法：清化湿热，健脾和胃。

代表方：清中汤加减。

3. 痰瘀互结证

临床表现：长期胃痛，胃胀，痛有定处（如针刺），按之痛甚，饭后加剧，面色晦暗，或见吐血、黑便，舌质黯，有瘀点，脉弦涩。

治法：清热解毒，活血化瘀。

代表方：失笑散与丹参饮加减。

4. 脾胃虚寒证

临床表现：自觉胃部隐痛绵绵，冷痛不适，喜温喜按，纳差，食欲不振，空腹痛甚，得食则缓，劳累后加重，少气懒言，神疲乏力，大便溏薄，四肢欠温，舌质淡，边有齿痕，苔白，脉细弱或迟缓。

治法：温中健脾，和胃止痛。

代表方：黄芪建中汤加减。

保健指导

1. 发病前的预防

临床上，有胃息肉既往史及胃息肉家族史的人群应注意以下几点，以最大程度降低息肉的发生、发展及恶变的可能。

（1）控制肥胖，降低血脂。

依据相关研究，肥胖、高脂血症是罹患胃息肉的危险因素，血脂异常可能与胃息肉发生、发展有关，但具体机制尚不明确。现一般使用体质指数［BMI=体重（kg）/身高^2（m^2）］衡量人的体重状况是否正常。超重者出现胃息肉的可能性大，息肉发生癌变的风险上升。因此，肥胖、高脂血症人群需要积极进行体育锻炼，减少脂肪堆积。

（2）戒烟、戒酒。

饮酒、抽烟可增加胃息肉的发生及癌变的机会，尤其对于女性来讲，酒的危害性更大。如果在饮酒的基础上，又有抽烟的不良习惯，两

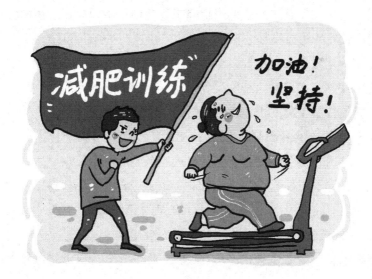

者协同，会使罹患癌症的可能性更大。

（3）减少红肉的摄入。

每日食用牛肉、羊肉等肉制品（以红肉为主）较多的人群，其摄入的高脂肪、高能量的肉质会通过机体相应的代谢改变人体组织对致癌物质的易感性。

（4）减少刺激性食物的摄入。

忌食过辣、过咸、过硬、过热、过分粗糙和刺激性强的食物，如油炸食品、腌腊食品、辣椒、大蒜等。另外，无论果汁、番茄制品、咖啡、酒类以及其他会直接刺激食管的食物是否会引起胃酸的分泌，最好都减少进食。

（5）多食新鲜的蔬菜、水果。

新鲜的蔬菜、水果中包括抗氧化剂，如类胡萝卜素，可使组织DNA免受损伤，降低突变率。

①多食用十字花科蔬菜，如食用花椰菜、甘蓝、卷心菜等。相关研究表明，十字花科蔬菜可降低患胃癌等癌症的风险，如卷心菜中含有激活人体内天然的解毒酶的化学物。

②多食用浆果类食物。浆果类食物也有抗癌作用，如草莓、蓝莓等富含抗氧化剂，可以防止细胞受到损害，从而防止细胞恶变；西红柿中含有丰富的番茄红素，可以有效地预防胃癌的发生。

（6）劳逸结合，控制不良情绪。

劳逸结合，避免诸如长时间看电视、久坐等不良习惯。另外，相关研究显示，有不同程度的焦虑、抑郁情绪的人群大多伴有T淋巴细胞的减少、免疫功能的紊乱，所以平时应重视心理情绪的调整，提高生活质量。

（7）注意日常的饮食习惯，进食要有规律。

按时按量，少吃多餐，但不宜过多过饱，尤其应避免暴饮暴食，睡前忌进食。

2. 发病后的调护

（1）耳穴贴敷。

先观察耳廓皮肤有无炎症及皮肤过敏，有无冻伤，然后取适量王不留行籽粘于胶布上，再在双耳子宫、肾、神门、肾上腺、内分泌、交感、皮质下、枕等穴位阳性反应点寻找敏感点，将粘有王不留行籽的胶布对准穴位贴压。患者感到热、胀、微痛，此为经络得气的正常表现。单侧取穴，两耳一昼夜轮换，3天后将其全部取下。

（2）食疗法。

①紫菜南瓜汤：老南瓜、紫菜、虾皮、鸡蛋、酱油、猪油、味精、香油各取适量。需要注意的是南瓜性温，胃热炽盛者应少食。

②参芪猴头菌炖鸡：母鸡、猴头菌、黄芪、党参、大枣、姜片、葱结、绍酒、清汤、淀粉各适量。

③桂花心粥：粳米、桂花心、茯苓。粳米淘净，与桂花心、茯苓一起放入锅内，加清水适量，用武火烧开后，转用文火煮，至米烂成粥即可。

④鲜藕粥：鲜藕、粳米、红糖。将鲜藕洗净，切成藕片，粳米淘净，再将粳米、藕片、红糖放入锅内，加清水适量，用武火烧开后，转用文火煮烂成粥。

⑤桔子蜂蜜饮：桔子，蜂蜜。将桔子用水浸泡去酸味，然后带皮切成四瓣。桔子、蜂蜜放入锅内，加清水适量，用武火烧沸后，转用文火煮20~25分钟，捞出桔子，留汁即成。

⑥枸杞藕粉粥：枸杞、藕粉。先将藕粉加入适量水中，小火煮沸后，再加入枸杞煮沸。

⑦桔皮粥：鲜桔皮，粳米。先将鲜桔皮洗净，切成块，再与粳米共同煮熬，待粳米煮熟后即可食用。

⑧薏仁粥：薏仁、粳米。将薏仁、粳米放入锅中，加入适量清水，煮粥即可。

⑨山药粥：生山药、粳米。将生山药、粳米放入锅中，加入适量清水，煮粥食用。

延伸阅读

芬兰一位百岁老人埃梅利·韦于吕宁因发明马铃薯种植机荣获芬兰发明家联盟颁发的发明家金质奖章，成为该国最年长的发明家。

韦于吕宁并非一直身体健康。自19岁起，他就患有慢性心脏病，此后，他又患过肺结核。到了晚年，他又患上前列腺癌。不过，对于疾病，韦于吕宁一向保持乐观态度，配合治疗，积极应对。

进入老年后，韦于吕宁更加重视自身健康，有意识地加强运动，保持健康饮食。滑雪和步行是他喜爱的运动方式。此外，韦于吕宁还保持着边看电视边举小哑铃的习惯。而且韦于吕宁从年轻时就一直从事农业工作，长期进行体力劳动。90岁时，他还会干一些较轻的农活。

帕沃·韦于吕宁在《埃梅利·韦于吕宁的一个世纪》一书中透露了埃梅利·韦于吕宁的食谱：早晚两餐都是燕麦粥，加大量的浆果和一小茶匙糖；午餐是马铃薯、黑面包和各种蔬菜，以胡萝卜、番茄和甘蓝为主。韦于吕宁自制力非常强，即便在圣诞节等重大节日，家人吃得再丰盛，他也只吃平常的饭食，决不贪嘴。另外，韦于吕宁认为，长年从事发明工作也是他长寿的秘诀之一。勤于用脑，使他精力充沛，思维活跃。

第六节　肠息肉

疾病概况

肠息肉是指肠黏膜表面突出的赘生物，这些组织在没有确定病理性质前通称为肠息肉，按所发部位分为小肠息肉和大肠息肉。目前对肠息肉的研究在不断的深入中，其发病机制尚未明确。目前大量研究表明，肠息肉的发病机制主要与消化道的炎症刺激、粪便中的粗渣和异物造成大肠黏膜损伤、遗传、饮食、环境及年龄等因素有关。

小肠息肉的发病率远低于大肠息肉的发病率，且其多见于十二指肠，大多无明显症状，但患者可有腹痛，有时有大便隐血或黑便，不少则继发慢性肠套叠和肠梗阻。大肠息肉约占肠息肉的80%，其中大多数（50%～70%）位于乙状结肠或直肠，单发多见，男性多见，发病率随年龄的增长而增加。多数息肉起病隐匿，临床上可无任何症状；一些较大的息肉可引起肠道症状，主要为大便习惯改变，次数增多，便中带有黏液或为黏液血便，极少数患者大便时有肿物自肛门脱出。另外，大的息肉也可引起肠套叠、肠梗阻。有以上症状或家族史，40岁以上的男性应注意做进一步检查以明确诊断。小肠息肉一般行胶囊内镜检查，或必要时行肠镜检查以明确诊断，大肠息肉行肠镜检查来协助诊断。对于肠息肉，应秉承早发现，早诊断，早治疗的原则。

中医古籍中无肠息肉这一病名，但据临床表现，肠息肉应当属中医"腹痛""便血""泄泻""积聚"等范畴。对于其病因病机，古今医家的认识相同，大多学者认为"脾虚"是本病的主要病机，而湿热、寒湿、湿浊、痰浊及由此引起的瘀浊、瘀血则是在辨证中需要注意的重要因素。

中医治疗

中医辨证论治，肠息肉的证型及方选如下。

1. 湿瘀阻滞证

临床表现：可伴便血，色暗红或鲜红夹瘀块，或伴腹痛，痛有定处，口干口苦。舌黯，舌红或淡，可见舌底脉络迂曲，苔黄或黄腻，脉涩。

治法：行气化湿，活血止痛。

代表方：平胃散合地榆散加减。

2. 肠道湿热证

临床表现：脘腹痞闷，纳呆便溏，呕恶口苦，头身困重，身热不扬，大便或夹有黄色黏液，尿短黄，舌红，苔黄腻，脉濡数或滑数。

治法：清热利湿，行气活血。

代表方：地榆散合槐角丸加减。

3. 气滞血瘀证

临床表现：时有腹部胀痛，情绪不畅可诱发，便后则舒，舌淡红或淡暗，可见舌底脉络迂曲，苔薄，脉弦涩。

治法：活血化瘀，行气止痛。

代表方：血府逐瘀汤加减。

4. 脾虚夹瘀证

临床表现：疲倦乏力，伴纳呆，便溏，可伴便血，色淡红，有时夹瘀块，舌淡红或淡暗，可见舌底脉络迂曲，苔白或白腻，脉细或弱或涩。

治法：补益气血，活血化瘀。

代表方：四君子汤和化积丸加减。

保健指导

1. 发病前的预防

（1）控制体重。

体重过高会引起高血脂、高血压、脂肪肝等疾病。相关研究发现，控制血脂水平对于预防结直肠腺瘤发展为结直肠癌有重要意义。此外，肠息肉患者高尿酸及脂肪肝与血脂异常有明显相关性。因此，我们需控制体重及血脂水平，减少肠息肉的危险因素。

（2）戒烟、戒酒。

相关研究表明，酸性体质的人群更易罹患肠息肉，长期吸烟、喝酒的人，极易形成酸性体质。

（3）多食用高纤维食物。

膳食纤维不仅能促进肠道蠕动，减少大便积聚，且可降低患结肠癌的风险。

（4）多食用富含维生素D和钙的食物。

维生素D和钙的结合有助于保护结肠。乳制品中富含维生素D和钙，经常食用能降低患直肠癌的风险。另外，多运动及晒太阳也有助于维生素D及钙的吸收。

（5）加强体育锻炼。

多在阳光下运动，可增强体质；多出汗可让体内酸性物质随汗液排出体内，避免形成酸性体质。

（6）调畅情志。

焦虑是肠息肉发病的独立危险因素。我们日常生活中应调畅情志，避免过度焦虑，以降低患肠息肉的风险。

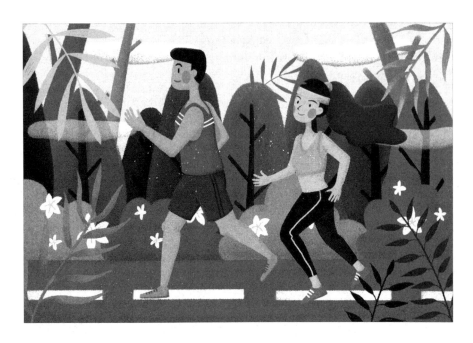

（7）规律生活。

生活不规律会加快体质酸化，容易使人患肠息肉。因此，我们应养成良好的生活习惯，保持自身弱碱性体质，使细胞增生、突变等有关疾病远离自己。

（8）定期复查。

有肠息肉切除及肿瘤史的患者应定期复查。

2. 发病后的调护

（1）按摩。

可通过按摩促进胃肠蠕动，减少便秘，从而降低肠息肉的发病率。

①按摩长强穴：自觉腹胀且大便几日未解时，可用拇指指腹按压长强穴，促进排便，减轻大肠的负担。

②按摩阳池穴：阳池穴在腕背横纹中点上约三指处，可在此穴位用拇

指旋转按揉1～2分钟，可双侧对称同时进行，力度稍大，进行强刺激。

③腹部按摩：用指腹在腹部按顺时针方向环转快摩，直至感觉腹部发热、变软再停下。每日2～3次（每次10分钟）。

（2）食疗法。

杞油菜粥：粳米100克，油菜50克，枸杞30克，盐1克。

①粳米淘净，用冷水浸泡半小时，沥干水分后放入锅中，加入约1000毫升冷水，用旺火煮沸，再改用小火熬煮。

②油菜洗净，去根，放在加盐的热水中焯一下，捞出，切成4厘米长的段状。

③枸杞用温水泡至回软，洗净捞出，沥干水分备用。

④见粥变黏稠以后，加入油菜段、枸杞和盐，再稍煮片刻，即可盛起食用。

延伸阅读

马三立是一位比较高寿的著名相声表演艺术家，在长期的艺术生涯中，创立了独具特色的"马氏相声"。马三立的高寿，离不开他日常好的生活习惯。

1. 合理饮食，少吃多喝

科学合理的饮食习惯是一个人身体健康的前提和基础。马三立长期坚持少吃多喝的原则。

2. 生活规律，重视睡眠

在生活方面，马三立是一个很有规律的人，十分注重劳逸结合。马三立认为：学无止境，要活到老、学到老、用到老。他在台上说相声时常称自己为"马大学问"，在台下他广泛阅读。学习之余，马三立也特别重视身心的调节。他喜欢下棋、看球赛等，尤其重视睡眠。

3. 积极锻炼，动静结合

工作学习之余，马三立也十分重视锻炼。大量的运动和锻炼，既能促进气血流通，也能增强体质。

4. 处世循道，淡泊名利

在处世方面，马三立推崇儒家、道家等的观念。他给自己定了"三不"原则：生活中不轻易生气，不自寻烦恼；不管遇到什么样的逆境，总是泰然处之；行动上不妄想、不妄动、不妄言。无疑，这些做法对于马老健康长寿起到了一定的积极作用。

第七节　功能性消化不良

疾病概况

功能性消化不良（functional dyspepsia，FD）是指具有上腹痛、上腹胀、早饱、嗳气、食欲不振、恶心、呕吐等症状，经检查排除引起上述症状的器质性疾病的一组临床综合征。功能性消化不良症状可持续或反复发作，病程超过1个月或在过去的12个月中累计超过12周。病因和发病机制至今尚不清楚，可能与胃肠动力障碍、内脏神经敏感、胃底对食物的容受性舒张功能下降、神经和社会因素有关。治疗上主要是对症治疗，遵循综合治疗和个体化治疗相结合的原则。

功能性消化不良的主要临床表现为餐后饱胀和上腹疼痛等，当属中医的"痞满""胃脘痛""积滞"等范畴。痞满在《黄帝内经》中称为"痞""痞塞"，中医认为其病因是饮食不节、起居不适和寒气为患等。功能性消化不良的患者以上腹疼痛综合征为主者与"胃脘痛"相近，而以餐后不适综合征为主者与"痞满"类似。功能性消化不良的病因以内因居多，内因中以饮食不节为主，其次则为情志所伤；外因则以寒邪为多。功能性消化不良的病机以气滞为主，实寒和阳虚为次。

中医治疗

中医辨证论治，功能性消化不良的证型及方选如下。

1. 寒邪客胃证

临床表现：胃痛突发，或猝感寒邪，或饮食生冷，恶寒喜暖，得温痛减，遇寒加重，口淡不渴，或喜热饮，舌淡，苔薄白，脉弦紧。

治法：温胃散寒，行气止痛。

代表方：香苏散合良附丸加减。

2. 肝气犯胃证

临床表现：胃脘部胀满或疼痛，痛连两胁，嗳气或矢气则痛舒，纳差、脘痞，胸闷喜叹息，嗳气频繁，反酸恶心，遇烦恼而加重，大便不畅，舌质淡红，苔薄白，脉弦。

治法：疏肝解郁，理气和胃。

代表方：柴胡疏肝散加减。

3. 饮食伤胃证

临床表现：胃脘疼痛或胀满，嗳腐吞酸，或呕吐不消化食物，其味腐臭，吐后疼痛或胀满减轻，不思饮食，大便不爽，得矢气及便后稍舒，舌苔厚腻，脉滑，常有暴饮暴食史。

治法：消食导滞，和胃止痛。

代表方：保和丸加减。

4. 肝胃郁热证

临床表现：胃脘灼热，餐后易饱胀，疼痛或胀满可累及两胁肋，时有反酸，口干口苦，心烦易怒，睡眠差，大便干结，小便黄，舌质暗红或舌边红，苔黄或黄腻，脉弦滑。

治法：疏肝泄热，理气和胃。

代表方：化肝煎加减。

5.肝郁脾虚证

临床表现：胸胁、胃脘部疼痛，胀满不适，每遇情志不畅则加重，不思饮食，食后胃脘部胀甚，身困乏力，常伴有嗳气、反酸、呃逆、大便稀溏等，舌质淡，苔薄白或腻，脉弦细。

治法：健脾疏肝，和中理气。

代表方：四逆散合六君子汤加减。

6.脾胃虚弱证

临床表现：胃脘痞满或隐痛，闷胀不舒，纳差，食后或劳累则加重，神疲乏力，嗳气，口淡不渴，面色萎黄，大便稀溏，舌质淡，苔薄白，脉细弱。

治法：健脾益气，调中和胃。

代表方：香砂六君子汤加减。

保健指导

1.发病前的预防

应倡导科学、健康的生活方式，主要包括合理膳食、适量运动、戒烟戒酒、心理平衡四个方面。

（1）合理膳食。

合理膳食是指一日三餐所提供的营养必须满足人体的生长、发育和各种生理、体力活动的需要。成年人每日的食谱应包括奶类、肉类、蔬菜水果类和五谷类等。奶类含钙、蛋白质等营养物质，可强健骨骼和牙齿。肉类、蛋类、豆及豆制品等，含丰富的蛋白质，可促进人体新陈代谢，增强抵抗力。蔬菜水果类含丰富的矿物质、维生素和纤维素，可增强人体抵抗力，畅通肠胃。米、面等谷物主要含淀粉，即糖类物质，主要为人体提供能量，满足日常活动所需。合理膳食，在于搭配，包括主食与副食的搭配，粗粮与细粮的搭配，荤菜与素菜的搭配；在于平衡，包括能量平衡，味道平衡，颜色平衡；在于合理，早餐吃好，午餐吃饱，晚餐少而淡。合理膳食的注意事项包括食物多样，谷类为主，粗细搭配；每天吃奶类、豆或豆制品；常吃适量的鱼、禽、蛋和瘦肉；减少烹调油用量，吃清淡少盐膳食；食不过量，天天运动，保持健康体重；三餐分配要合理，零食要适当；每天足量饮水，合理选择饮料；如饮酒，应限量；吃新鲜、卫生的食物。

（2）适量运动。

适量运动是指运动者根据个人的身体状况、场地、器材和气候条件等，选择适合的运动项目，使运动负荷不超过人体的承受能力，在运动后感觉舒服，不会造成过度疲劳或者气喘。适量运动是保持脑力和体力协调，预防、消除疲劳，防止亚健康，延年益寿的一个重要方法。

（3）戒烟、戒酒。

烟草中含有数百种有害物质，可诱发消化道的恶性肿瘤。酒精对消化道胃黏膜有刺激作用，长期饮酒会导致食欲不振、腹泻。而长时间的食欲不振则会导致贫血等不良反应。因此，戒烟、戒酒对维持身体健康是十分必要的。

（4）心理平衡。

长期精神紧张或压力过大会影响自主神经系统，使胃黏膜血管收缩，胃肠功能紊乱。人的情绪对食欲也有很大影响，情绪低落会导致食欲减退。因此要保持心理平衡。

2. 发病后的调护

（1）及时就医，适时用药。

如果长期反复地出现上腹部的疼痛、不适等症状，应至医院完善胃镜、消化道钡餐等检查以明确诊断。若诊断为功能性消化不良，应遵医嘱按疗程规范化治疗。

（2）饮食调护。

应忌食荤腥、油腻、海鲜等不易消化的食物，也不宜吃较多的甜品及冰淇淋之类的食物，应以清淡饮食为主，同时应多食新鲜蔬菜、水果，保持大便通畅。

（3）调整心态，注意劳逸结合。

功能性消化不良的发生、发展与人的情绪、心态密切相关，因此，要保持精神愉悦和情绪稳定，避免紧张、焦虑、恼怒等不良情绪的刺激。

（4）适当运动。

适当运动，可促进胃肠的蠕动。运动内容和运动时间可根据个人具

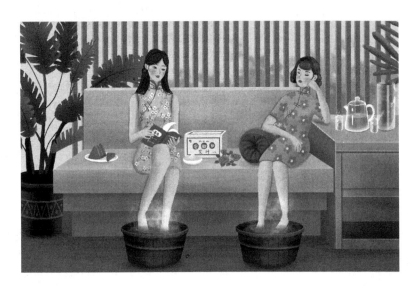

体情况而制订。

（5）自我按摩。

腹部按摩，可在饭后30分钟进行。此法可增加胃肠蠕动，理气消滞，对于消化不良引起的腹胀、腹痛、呃逆具有良好的效果。

（6）足浴疗法。

当归5克，川芎20克，红花5克，酸枣仁30克，龙骨50克，茯苓20克，鬼针草30克，煎药后去渣，于合适温度泡脚30分钟。

（7）药膳推荐。

①保和粥：山楂、神曲、陈皮各5克，麦芽30克，茯苓、法半夏、连翘各10克，大米100克，砂糖适量。先将上述各种药物煎取药汁，然后将药汁与大米放粥锅内煮粥，粥熟后加入少量砂糖调味即可。

②山药大枣粥：茯苓20克，大枣10克，山药20克，粳米50克，红糖适量。大枣去核，与茯苓、山药、粳米同煮成粥，加适量红糖调味即可。分三次佐餐食用。可用于脾胃气虚、食少便溏、体倦乏力者。

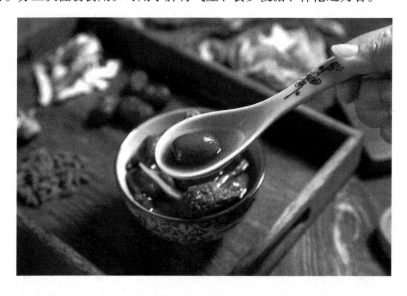

延伸阅读

　　著名国画大师齐白石，作画之余坚持锻炼身体，年近百岁之时仍精力充沛，挥毫不止。白石老人的长寿与以下因素密切相关，即："七戒"，"八不"，"喝茶"，"食之有道"，"拉二胡"。"七戒"为一戒饮酒，二戒空度（虚度光阴），三戒吸烟，四戒懒惰，五戒狂喜，六戒空思，七戒悲愤。中医学认为七情是人体对客观事物的不同反映，强烈或长期持久的情志刺激，一旦超过人体正常生理调节范围，会使人体气机紊乱，阴阳、气血失调，导致疾病的发生。七情可直接影响有关脏腑而导致发病。注重情志调养，则脏腑气机升降调和，"阴平阳秘，精神乃治"。"八不"即一不贪色，二不贪肉，三不贪精（精细的米面），四不贪咸，五不贪甜，六不贪饱，七不贪热，八不贪凉。饮食不应有所偏嗜，这样才能使人体获得各种需要的营养。若饮食偏嗜，就可能导致阴阳失调，或某些营养缺乏而发生疾病。茶是非常好的保健饮料之一，含有人体所必需的丰富的营养成分。茶能防治多种疾病，包括抗衰老、防癌等。茶还能陶冶情操，使人身心更健康。但喝茶过量易伤胃及导致失眠，更会导致尿频，因此饮用量要控制好，并且最好睡前两个小时左右不要喝茶。患有慢性胃炎和胃溃疡的人，也不宜喝浓茶。中药里有很多配方茶，如能配合个人的体质善加利用，对强身健体会有很大帮助。食之有道是延年益寿的关键，归纳起来包括"杂食、慢食、素食、早食、淡食、冷食、鲜食、洁食、生食、定食、稀食、小食、选食、断食、干食"。此外，二胡等不仅可以娱情、畅意、益智，还可以宽心、健身、疗病。

第八节　胃食管反流病

疾病概况

胃食管反流病（gastroesophageal reflux disease，GERD）是胃、十二指肠内容物反流入食管引起食管黏膜炎症的一种病理状态。根据是否导致食管黏膜糜烂、溃疡，分为反流性食管炎（reflux esophagitis，RE）及非糜烂性反流病（nonerosive reflux disease，NERD）。胃食管反流病也可引起咽喉、气道等食管邻近的组织损害，出现食管外症状。病因主要为食管抗反流屏障结构与功能异常、食管清除作用降低、食管黏膜防御被破坏、胃及十二指肠功能失常。其主要临床表现为胃灼热和反酸，吞咽疼痛和吞咽困难，其他还可出现声嘶、咽部不适或异物感。反流物进入呼吸道可发生咳嗽、哮喘，这种哮喘无季节性，常在夜间发生，呈阵发性咳嗽和气喘。胃镜检查是诊断反流性食管炎最准确的方法。治疗的目的在于控制症状、治愈食管炎、减少复发和预防并发症。

胃食管反流病在中医学中属于"吐酸""噎膈"等疾病的范畴，总以肝气犯胃，胃失和降为基本病机。在病因上，《黄帝内经》认为本病与津液及情志有关。中医在对胃食管反流病进行治疗的过程中，通常会以"和胃、理气、润燥、化痰、开郁"为基本原则。中医在经过长期的研究和实践后认为，胃食管反流病的出现，多数情况下都是由患者长期饮食不当所致。本证有寒热之分，以热证多见，属热者，多由肝郁化热犯胃所致；寒者，多因土虚木贼，肝气犯胃而成。本病病变的主要部位在胃，但与脾脏有着密切的关系。

中医治疗

中医辨证论治，胃食管反流病的证型及方选如下。

1. 肝胃郁热证

临床表现：吞酸时作，嗳腐气秽，胃脘闷胀，两胁胀满，心烦易怒，口干口苦，咽干口渴，舌红，苔黄，脉弦数。

治法：清泻肝火，降逆和胃。

代表方：左金丸加减。

2. 肝胃不和证

临床表现：吞酸时作，嗳腐气秽，胸闷喜叹息，嗳气频繁，两胁胀痛，反酸恶心，烦恼加重，大便不畅，舌质淡红，苔薄白，脉弦。

治法：和胃降逆，疏肝理气。

代表方：柴胡疏肝散加减。

3. 气郁痰阻证

临床表现：吞酸时作，嗳气频繁，反酸恶心，胸膈痞满，咽喉部有异物感，吐之不出，咽之不下，情志抑郁则加重，心情舒畅可缓解，呕吐痰涎，舌质淡红，苔白腻，脉弦滑。

治法：疏肝理气，开郁化痰。

代表方：柴胡疏肝散合半夏厚朴汤加减。

4. 脾胃虚寒证

临床表现：吞酸时作，嗳气酸腐，胸脘胀满，喜唾涎沫，恶寒喜热，纳呆，四肢不温，大便稀溏，舌淡，苔白，脉沉迟。

治法：健脾温中，降逆散寒。

代表方：香砂六君子汤加减。

5. 胃阴不足证

临床表现：吞酸时作，反酸恶心，口干咽燥，烦躁不安，不思饮食，或食少即胀，大便干结，舌质红，苔少而干，脉细数。

治法：滋阴养胃，润燥降逆。

代表方：益胃汤加减。

6. 瘀血停滞证

临床表现：吞酸时作，反酸恶心，胸膈疼痛，面色黯黑，肌肤枯燥，形体消瘦，大便干结，舌质紫黯或黯红，少津，脉细涩。

治法：活血化瘀，理气和胃。

代表方：失笑散合丹参饮加减。

保健指导

1. 发病前的预防

（1）养成良好的生活方式。

规律的饮食有利于保持食管、胃肠道的正常蠕动和分泌。进食时细嚼慢咽可使食物和唾液充分混合，有利于形成细碎的食团，容易被消化吸收；充分的咀嚼可反复刺激迷走神经，促进胃肠道有序地蠕动，也有利于消化和吸收。进食时要避免进食过快，以免食物得不到充分咀嚼，导致吃得过多、过饱，从而引起消化不良而导致胃食管反流病。餐后不宜平卧，睡前2~3小时不宜再进食，应戒除吃夜宵的习惯。大便应保持通畅，避免穿紧身衣服，避免餐后弯腰、搬重物，以免增加腹压诱发胃食管反流病。

（2）健康饮食。

健康饮食宜采用低脂肪饮食，糖类适中，避免高脂肪食物，平时应注意饮食中少食肥肉、奶油及烹调油，少吃或不吃油炸食品，烹饪方法应以煮、炖、烩、蒸为主。应戒烟限酒，减少浓茶和咖啡的摄入，建议补充富含蛋白质的食物，如瘦肉、豆制品、鱼、虾、鸡蛋等，这对预防胃食管反流病的发生有积极作用。

（3）控制体重。

肥胖是胃食管反流病发生的独立危险因素，控制能量摄入，保持适宜体重，对胃食管反流病的防治具有重要作用。

（4）调畅情志。

胃食管反流病是一种典型的心身疾病，心理因素对疾病的影响很大。学会放松心情，调整并适应压力，可避免诱发或加重胃食管反流病。

2. 发病后的调护

（1）坚持长期服药。

胃食管反流病是一种慢性难治性疾病，坚持长期服药，对预防复发十分重要。

（2）饮食和生活调护。

过度肥胖会增大腹压而促成反流，所以应避免摄入高脂肪食物，控制体重。餐后适当站立走动，睡前不要进食。已明确胃食管反流病诊断的患者，尤其是夜间平卧频发的患者，睡觉时可将床头垫高20～30厘米，并改变不良睡姿。要重视季节变化对病情的影响，注意避免受凉。

（3）积极锻炼身体。

积极锻炼身体，控制体重可减轻胃食管反流病的症状。运动可促进胃肠蠕动，加速胃排空，减轻反酸。

（4）药膳。

①四神汤。

材料：猪肚1个，茯苓15克，白术9克，山药15克，薏苡仁9克，芡实9克，莲子12克，木香6克。

做法：将以上中药连同猪肚放入电锅中，加入水及米酒，炖煮约1小时，起锅前再加入少许盐即可。

功效：益气、健脾、养胃、祛湿。适用于胃食管反流病脾胃虚弱者。

②紫苏健胃茶。

材料：紫苏、陈皮、甘草、藿香、厚朴各9克。

做法：将药材洗净后，放进1500毫升的水中煮沸即可完成。

功效：理气健脾、清热化湿。适用于胃食管反流病气郁痰阻者。

延伸阅读

武则天活到了80多岁，是我国古代皇帝中少有的高寿之人，这与武则天的生活方式分不开。

武则天自幼就极注重锻炼。适度的体育锻炼可以促进人体新陈代谢，提高神经系统调节功能和机体的免疫功能，保持机体的健康水平，延缓衰老。

据《资治通鉴》记载，武则天在唐太宗死后，曾在感业寺当了5年尼姑。在这5年里，她经常参禅打坐，修身养性，学习了一些佛家功法。

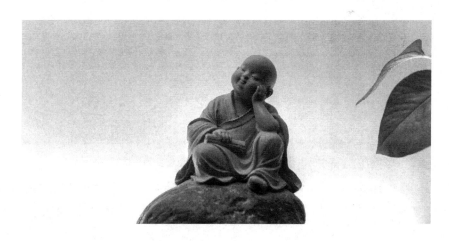

据介绍，某些佛家功法有宁神静志的功效，在医疗实践中主要起两种作用：一是强壮正气，防病保健；二是增强抗病能力，祛病除疾。中医认为"静则深藏，躁则消亡"，一个人的神志保持安宁，就能少生疾病，健康长寿，即使患病，亦易治疗。

武则天兴趣广泛，能歌善舞，长于音律，还写得一手好字。现代书法名家倪文东评《升仙太子碑》时说："观其书迹，确有功底，有大丈夫之气魄，真不愧是女中豪杰。"练书法有形神共养的效果。练习书法时，需要指实、掌虚、腕平。书写中上指关节随着笔画顺序富有节律地运动，调节了手臂的肌肉和神经，并带动身体其他部位进行舒缓运动，很好地体现了"摇筋骨、动肢节"的内涵。

武则天还很注重通过保养容貌来维持良好的心理状态。武则天常用"益母草泽面方"和"常敷面脂"。益母草是妇科良药，既可内服也可外用。外用敷面，有治疗肤色黑、祛除面部斑点和皱纹等功效，经常使用能使皮肤滋润有光泽。面脂作为养颜美容用品，在唐代很流行，都是用天然药材制成。面脂用后可以光洁皮肤、祛皱保湿，且疗效显著。

第九节　胃下垂

疾病概况

胃下垂（gastroptosis）是消化系统的常见疾病，是由于膈肌悬力不足，支撑内脏器官的韧带松弛，或腹内压降低，腹肌松弛，导致站立时胃大弯抵达盆腔，胃小弯弧线最低点降到髂嵴连线以下的一种疾病，一般多发于老年人、体形瘦长者、经产妇以及慢性消耗性疾病患者。轻型的胃下垂患者可能无明显症状，较严重的患者大多形体消瘦，伴有腹胀、腹痛、腹中肠鸣、嗳气、恶心、乏力等症状，饮食后症状加重。胃下垂的临床诊断以X线摄影、钡餐透视、B超检查等手段为主。胃下垂的临床治疗没有特殊用药，只能针对患者的临床表现和个体差异进行研究分析，采取针对性的治疗，关键还是在于患者自身的生活调整。有上腹不适、隐痛、消化不良等者，可参照慢性胃炎治疗；腹胀、胃排空缓慢者，可给予吗丁啉等；合并便秘者，首选莫沙必利片，必要时放置胃托。

中医中无"胃下垂"的病名，根据其表现可将其归属于"胃缓""胃下""胃薄""腹胀"等范畴。中医认为胃下垂的病位在胃，与脾、肾、肝三脏关系密切。患者素体虚弱，又因饮食不节，饥饱不当，日久更伤脾胃，使运化受纳失常，气血无以化生，中气下陷，形体虚损。因此，中气下陷是胃下垂的基本病机。素体脾胃虚弱，清阳不升，浊阴不降，气机升降失调，阳气难以温煦，日久则损伤肾阳，从而导致脾肾两虚。

中医治疗

中医辨证论治，胃下垂的证型及方选如下。

1. 中气下陷证

临床表现：形体消瘦，气短乏力，活动后加重，食后自觉胀满痞闷，腹胀而下坠，常嗳气，四肢不温，大便溏薄，舌淡胖，有齿痕，苔白腻或水滑，脉细弱或虚弱，重按无力。

治法：益气健脾，升阳举陷。

代表方：补中益气汤加减。

2.脾肾阳虚证

临床表现：面色苍白，精神萎靡，畏寒肢冷，下半身尤甚，食后胃脘胀满而痛，下腹部膨隆，胃脘有下坠感，腰膝酸软，全身困重，大便稀溏，或腹泻，小便清长，尿频，舌淡胖，齿痕较多，苔白腻或水滑，脉细弱或虚弱，重按无力，双尺部尤甚。

治法：脾肾双补，升阳举陷。

代表方：补中益气丸合金匮肾气丸加减。

保健指导

1.发病前的预防

（1）忌暴饮暴食。

暴饮暴食会在短时间内增加胃的负担，打乱胃肠道对食物的正常吸收节律，使胃壁过度扩张，胃排空延迟，引发胃下垂。

（2）忌过度减肥。

人体过度消瘦，腹壁松弛，腹肌薄弱可导致悬吊、固定胃位置的肌肉、韧带无力，腹压下降时，会引发胃下垂。

（3）忌过度劳累。

长期处于过度疲劳的状态会导致胃黏膜供血不足，分泌失调而引发各种胃病。对于胃下垂易发人群，良好的生活作息，可以降低本病发生的风险。

（4）控制情绪。

在恶劣的情绪下进餐，会导致消化功能降低，甚至发生紊乱。因此，保持良好的情绪是十分重要的。

（5）增加营养。

对于消瘦型胃下垂患者，适当地补充营养，可以预防或减缓胃下垂的发生。

2.发病后的调护

（1）饮食调护。

饮食宜少食多餐，即每次用餐量宜少，但次数可以适量增加，以每日4～6餐为宜。胃下垂患者平时所食宜细软、清淡、易消化，日常主食应以软饭为主。用餐速度适当放缓，有利于消化吸收及增强胃蠕动和促进胃排空，缓解腹胀不适，还能增加饱胀感，避免进食过多而致的消化不良。应避免油腻、难以消化、刺激性强的食物，如大鱼大肉、海鲜、糯米制品、辣椒、姜、咖啡、浓茶等。饮食中糖类、蛋白质、脂肪三大营养物质比例应适宜，其中脂肪比例宜偏低些。

（2）情志调护。

胃下垂患者在患病的过程中，由于病情反复发作，可呈进行性消瘦，易产生焦虑、紧张、失眠、精神不振等，这些又会反过来影响病情的恢复，因此要保持良好的心情。

（3）保持大便通畅。

胃下垂患者胃肠蠕动比较缓慢，容易发生便秘，而便秘又会加重胃下垂，形成恶性循环。因此，胃下垂患者应注意防治便秘。

（4）生活调护。

生活规律，劳逸结合，动静相宜，适当参加体育锻炼，但锻炼的强度不宜太大。

（5）药膳。

①猪肚莲子山药养胃粥。

原料：猪肚1个，白莲子50克，怀山药50克，大米适量。其中猪肚为补脾胃之要品，配上白莲子、怀山药补脾胃之气且养脾胃之阴，补而不燥，滋而不腻，益气养阴均备，如此则脾胃得补，中气强健，下垂之脏器可回复原位。

②参芪清蒸羊肉。

熟羊肋条肉500克，党参15克，黄芪15克，水发香菇2个，玉兰片少许，调料适量。羊肉能暖中补虚，补中益气，开胃，黄芪、党参健脾补气，适用于脾胃虚弱、气血两亏的胃下垂患者。

延伸阅读

红薯有"土人参"之美称。据《闽书》与《农政全书》记载，其原产海外，大约在明代万历年间传入我国的福建省，并逐渐传播至中原各地。《医林纂要探源》中记载了它的药用价值，称其生用能止渴，醒酒，益肺，宁心，熟用能益气，充饥，佐谷食。《中华本草》等对其性味功能进行了总结：味甘，性平，归脾、肾经，补中和血，益气生津，宽肠胃，通便秘。主治脾虚水肿，泻泄，疮疡肿毒，肠燥便秘。

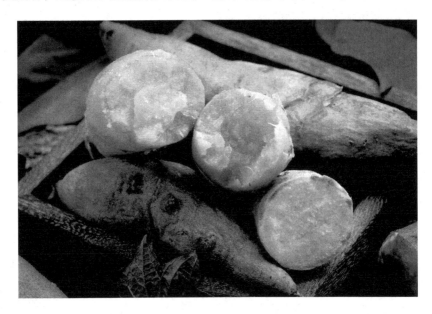

　　然而，红薯与其他药食兼用之品一样，也不是人人均宜食用。中医认为，不合理的服用，将会对人体造成伤害，引发脘腹胀满、烧心泛酸，乃至胃脘疼痛等。故食用不宜过量，湿阻脾胃、气滞食积者应慎食。

第十节　溃疡性结肠炎

疾病概况

　　溃疡性结肠炎（ulcerative colitis，UC）是一种病因尚不十分清楚的结肠和直肠慢性非特异性炎症性疾病，病变局限于大肠黏膜及黏膜下层。病变部位多位于乙状结肠和直肠，也可延伸至降结肠，甚至整个结肠。病程漫长，常反复发作。本病见于任何年龄，但20～30岁最多见。溃疡性结肠炎的病因至今仍不明，目前认为炎性肠病的发病是外源物质引起宿主反应、基因遗传和免疫失衡三者相互作用的结果。溃疡性结肠炎的最初表现可有许多形式。血性腹泻是最常见的早期症状。其他症状有腹痛、便血、体重减轻、里急后重、呕吐、关节炎、虹膜睫状体炎、肝功能障碍和皮肤病变等。发热则相对是一个不常见的征象，大多数患者表现为慢性、低恶性。少数患者（约占15%）呈急性、暴发性。这些患者表现为频繁血性粪便（可多达30次/天）和高热、腹痛。体征与病情和临床表现直接相关，患者往往出现体重减轻和面色苍白，在疾病活动期腹部检查时结肠部位常有触痛。溃疡性结肠炎的诊断主要依靠结肠镜检查，因为大多数患者直肠和乙状结肠受累。本病治疗的目的是控制急性发作，促进黏膜愈合，缓解病症，减少复发，防治并发症。

溃疡性结肠炎当属中医"久痢""休息痢""肠澼"等范畴。中医认为本病多由外感时邪、饮食不节、情志内伤、先天禀赋不足损伤脾胃与肠所致，基本病机为湿热蕴肠、气滞络瘀。脾虚失健为主要发病基础，饮食不调为主要诱因。

中医治疗

中医辨证论治，溃疡性结肠炎的证型及方选如下。

1. 大肠湿热证

临床表现：腹部疼痛，里急后重，下痢赤白脓血，黏稠如胶冻，腥臭，肛门灼热，小便短赤，口干欲饮，舌苔黄腻，脉滑数。

治法：清肠化湿，调和气血。

代表方：芍药汤加减。

2. 寒热错杂证

临床表现：腹部隐痛，反复发作，下痢溏薄，夹有黏液，四肢不温，腹部有灼热感，口渴烦躁，舌质红或淡红，苔薄黄，脉弦或细弦。

治法：温中补虚，清热化湿。

代表方：乌梅丸加减。

3. 脾虚湿蕴证

临床表现：大便稀溏，黏液白多赤少，或为纯白冻，脘腹隐痛或胀满，反复发作，纳差，神疲懒言，肢体倦怠，舌质淡红，边有齿痕，苔白腻，脉细弱或细滑。

治法：健脾益气，渗湿止泻。

代表方：参苓白术散加减。

4. 脾肾阳虚证

临床表现：腹部隐痛，反复发作，喜温喜按，痢下赤白清稀，或为白冻，甚则滑脱不禁，肛门坠胀，便后更甚，无腥臭；畏寒，四肢不温，食少神疲，短气懒言，腰膝酸软，舌淡，苔薄白，脉沉细而弱。

治法：温补脾肾，收涩固脱。

代表方：桃花汤合真人养脏汤加减。

5. 阴血亏虚证

临床表现：泻下赤白，经久不愈，脓血黏稠，或下鲜血，脐下灼痛，虚坐努责，食少，心烦口干，舌红绛少津，苔腻，脉弦细。

治法：养阴和营，清肠化湿。

代表方：驻车丸加减。

6. 肝郁脾虚证

临床表现：腹痛即泻，泻后痛减，常因情志或饮食因素诱发大便次数增多，大便稀溏或夹黏液脓血便，嗳气不爽，食少腹胀，胸胁胀闷，急躁易怒，舌质淡红，苔薄白，脉弦或弦细。

治法：抑肝扶脾，健脾止泻。

代表方：痛泻要方加减。

保健指导

1. 发病前的预防

（1）倡导科学、健康的生活方式。

科学、健康的生活方式应是劳逸结合，避免经常熬夜，合理膳食，营养均衡，戒烟戒酒，适当地参加体育锻炼。

（2）饮食调护。

饮食以适量为宜，不可饥饱不均，也要合理地选择品种，粗细搭配，使人体获得所需的各种营养成分，不可有饮食偏嗜。在饮食调护中还应注意食物宜新鲜，忌生冷、不洁食物，防止病从口入；应根据不同患者的病症、病位、病性及年龄、体质，地理诸因素，结合食物的性味归经进行选择。遵循"寒者热之，热者寒之，虚则补之，实则泻之"的调护原则，注意不同疾病的饮食禁忌，做到因证施食，因时施食，因地施食和因人施食。

（3）调畅情志。

溃疡性结肠炎病情反复，病程较长，对患者的生理、情感、社会能力和人生观等方面都有影响。心理社会因素与溃疡性结肠炎的诱发、活动、加重及复发均有一定的关系，因此要学会解压，调整心态，必要时寻求心理医生的帮助。

2. 发病后的调护

（1）坚持服药。

当反复出现腹痛、腹泻、便脓血等症状时，应尽早到医院寻求诊治，一旦确诊为溃疡性结肠炎，就必须遵医嘱按时服药。

（2）饮食调护。

溃疡性结肠炎患者若长期腹泻而导致体内营养物质丢失，应选择高能量、高蛋白质、少油少渣的膳食。生的水果和蔬菜很难消化，在消化过程中会引起额外的腹胀、胃胀和胃痛。肠道对熟的水果和蔬菜比对生的耐受性更好，对去皮水果比对未去皮的耐受性更好。辛辣的食物会刺激已经发炎的结肠，所以饮食宜清淡。不要吃含高纤维的豆类和蔬菜，因为这些食物会让消化系统难以发挥消化功能，低纤维饮食有助于减少腹痛和其他溃疡性结肠炎症状。此外，还应饮足够的水分以维持体液平衡。有活动症状的溃疡性结肠炎患者应少食多餐，并且要慢慢吃，避免大量快速食用食物使胃肠道系统负担过重。咖啡和酒精对胃有刺激作用，可能导致炎症和疼痛症状加重，故溃疡性结肠炎患者应忌酒、咖啡和碳酸饮料。

（3）自我按摩及保健。

可以灸天枢、中脘、神阙、百会等穴位，以温阳固脱，健脾止泻；还可坚持按摩腹部，晚上用热水泡脚，避免受凉等。

（4）药膳。

①白果乌骨鸡汤。

白果肉、莲肉、糯米各15克，放入洗净的乌骨鸡腹内，加水炖至鸡肉烂熟，空腹食之。可温补脾肾，涩肠止带，适用于妇女脾肾虚寒，带下清稀，日久不止，大便稀薄。

②人参粥。

人参粉3克。先取粳米100克，淘净，加水煮粥。将熟时，加人参粉、冰糖（适量），缓缓搅匀至沸，停火。可益元气，振精神，醒胃健脾。脾胃气虚，纳少，便溏，神疲乏力者可服。如兼脾虚水肿，可先用车前子（包）10～15克，水煎取汁，再如上煮粥；或加茯苓30克（研末）同粳米煮粥；或加赤小豆、薏苡仁各15克，同粳米煮粥，可健脾利

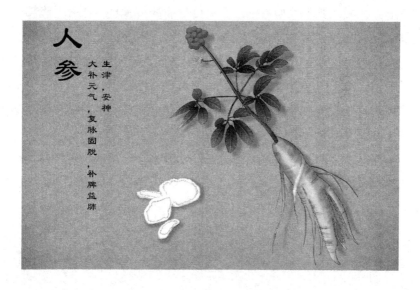

水，消肿。如食少、腹泻较明显，亦可加入山药、莲子肉、茯苓各15克，麦芽10克（以上共研末），同粳米煮粥，可健脾祛湿、和胃止泻。

第十一节　消化性溃疡

疾病概况

消化性溃疡（pepticulcer，PU）主要指发生于胃和十二指肠的慢性溃疡，是一种多发病、常见病。因为胃溃疡和十二指肠溃疡最常见，故一般所谓的消化性溃疡是指胃溃疡和十二指肠溃疡。幽门螺杆菌感染、胃排空延缓和胆汁反流、胃肠肽的作用、遗传因素、药物因素、环境因素和精神因素等，都和消化性溃疡的发生有关。消化性溃疡疼痛特点为长期性、周期性、节律性。十二指肠溃疡的疼痛多出现于中上腹部，或在脐上方，或在脐上方偏右处；胃溃疡疼痛的位置也多在中上腹部，但稍偏高处，或在剑突下和剑突下偏左处。疼痛多呈钝痛、灼痛或饥饿样痛，一般较轻而能耐受，持续性剧痛提示溃疡穿透或穿孔。纤维胃镜或电子胃镜，可用于消化性溃疡的确诊。消化性溃疡治疗的目标为去除病因、控制症状、促进溃疡愈合、预防复发和避免并发症。消化性溃疡的治疗主要是服用抑制胃酸、保护胃黏膜的药物。

消化性溃疡归属于中医"胃脘痛""嘈杂""痞满"等范畴。消化性溃疡病位在胃，与肝、脾两脏密切相关，与情志、饮食、劳倦等因素也有关。

中医治疗

中医辨证论治，消化性溃疡的证型及方选如下。

1. 肝气犯胃证

临床表现：胃脘胀满或疼痛，窜及两胁，胸闷喜叹息，遇情志变化而增减，嗳气频繁，烦躁易怒，嘈杂反酸，口苦纳差，大便不畅，舌质淡红，苔薄黄或薄白，脉弦。

治法：疏肝理气，和胃止痛。

代表方：柴胡疏肝散加减。

2. 淤血阻络证

临床表现：胃脘疼痛如针刺或如刀绞，痛有定处，痛处不移，胃痛拒按，食后胃痛加重，或夜间痛甚，呕血或黑便，舌质紫黯或见瘀斑，脉沉弦。

治法：活血化瘀，通络止痛。

代表方：失笑散合丹参饮加减。

3. 寒热错杂证

临床表现：胃脘灼痛，喜温喜按，口干苦或吐酸水，嗳气时作，嘈杂泛酸，四肢不温，大便时干时稀，舌淡红，苔黄白相间，脉弦滑。

治法：寒温并用，和胃止痛。

代表方：半夏泻心汤加减。

4. 脾胃虚寒证

临床表现：胃脘隐痛，喜温喜按，空腹痛甚，得食痛减，面色无华，神疲肢怠，纳呆食少，泛吐清水，四肢不温，大便稀溏，舌体胖，边有齿痕，苔薄白，脉沉弦。

治法：温中散寒，健脾和胃。

代表方：黄芪建中汤加减。

5. 胃阴不足证

临床表现：胃脘隐痛或灼热，嘈杂似饥，饥不欲食，五心烦热，消瘦乏力，口渴欲饮，大便干结，舌红少津，少苔或无苔，脉细数。

治法：养阴益胃，缓急止痛。

代表方：一贯煎合芍药甘草汤加减。

其他中医治疗还包括中医针灸治疗（温针灸，主要位置为中脘、天枢、气海及足三里、肝俞、胃俞、脾俞、公孙、肾俞等）、中药加拔罐治疗、中药加埋线治疗等。

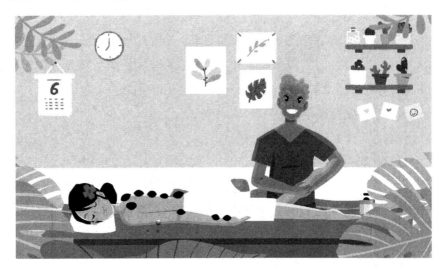

保健指导

1. 发病前的预防

（1）养成良好的生活习惯，合理饮食。

①养成规律进食的习惯。不规律进食容易打乱胃分泌的节律，使胃黏

膜正常的屏障功能受损。进食过多、过快、过冷、辛辣均可增加胃溃疡的发病风险。因此，避免暴饮暴食，三餐规律、冷热适度、少吃辛辣食品，对预防本病的发生非常重要。②戒烟戒酒。吸烟、酗酒是各种胃病的重要诱因。因此，戒烟戒酒可在一定程度上减少胃溃疡的发病率。③避免浓茶、咖啡。浓茶、咖啡可使胃黏膜充血、分泌功能失调、黏膜屏障破坏，促成溃疡的发生。因此，对胃刺激性强的食物要注意适量摄入。

（2）生活规律，劳逸结合。

长期处于过度疲劳的状态会导致胃黏膜供血不足，胃酸分泌失调而引发各种胃病。对于本病的易发人群，良好的生活作息，可以降低本病发生的概率。

（3）避免服用损伤胃黏膜的药物。

部分药物长期服用后，可损伤胃黏膜，导致胃溃疡的发生，如阿司匹林、洋地黄、某些抗生素（红霉素、四环素等）、抗癌药及肾上腺皮质激素等。如必须服用，可选择饭后服用，同时加用胃黏膜保护剂。

（4）调畅情志，保持乐观开朗，心情舒畅。

长期精神紧张或压力过大，会使胃黏膜血管收缩，功能紊乱，诱发消化性溃疡，因此，应保持健康的心理状态。

（5）避免幽门螺杆菌的感染。

研究表明，幽门螺杆菌感染是胃炎、消化性溃疡、胃癌的病因之一。养成良好的生活习惯，可以预防幽门螺杆菌的感染。

（6）适当增加体育锻炼，增强抗病能力。

2. 发病后的调护

（1）按时、按需服药。

当明确诊断为消化性溃疡后，应进行充分的、有规律的、长疗程的治疗，以降低复发率。

（2）饮食调护。

在溃疡初期，应忌食过于荤腥油腻之物及甜食等，因为这些食物可致使胃酸分泌过多，不利于溃疡的愈合。在溃疡活动期，要避免食用坚硬、粗糙和含纤维较多的食物。这些食物不仅会增加胃肠负担，而且会直接刺激溃疡面，引起疼痛，甚至诱发出血和穿孔等。胃溃疡患者不宜食得过饱，不应食生冷、寒凉性食物。

（3）药膳治疗。

①楂曲莱菔粥：

组成：山楂、神曲、莱菔子各10克，大枣5个，大米50克，葱白2茎，生姜适量，食盐、味精少许。

制法：将诸药水煎取汁，去渣，加大米煮为稀粥，待熟时调入葱白、姜末、食盐、味精等，再煮一二沸即成。每日2剂，早晚服食。

功效：健胃消食，适用于消化性溃疡伴饮食停滞者。

②刺五加小茴香鸡肉汤：

组成：刺五加10克，小茴香10克，鸡肉250克，红枣5个。

制法：将刺五加、小茴香、红枣（去核）洗净；鸡肉切去肥脂，放入开水中焯过，吊干水。把全部材料放入锅内，加清水适量，武火煮沸后，文火煮两小时，调味即可。随量饮用。

功效：刺五加味辛、微苦、性微温，健脾益气。小茴香味辛、性温，开胃，理气散寒。本药膳适用于溃疡病脾胃虚寒者。

（4）保持良好的心态，注意休息。

发病后，应避免过于紧张的情绪，注意每天保持充足的休息时间。

延伸阅读

中医中有大蒜治病的妙方，那么大蒜治病的依据从何而来呢？大蒜的妙用早在古代就已经被发现，古人已经学会利用大蒜来治病了。

大蒜是药草世界的奇兵，具有多种功效，既能对付耳朵感染，又能预防心脏病、癌症，而且还能用来治疗肺结核。

大蒜为百合科葱属的多年生草本植物。中医认为，大蒜味辛、性温，功效为行滞气，暖脾胃，消积，解毒，杀虫。大蒜的妙用有很多，临床主治饮食积滞，脘腹冷痛，水肿胀满，泄泻，痢疾，疟疾，百日咳，肿毒，白秃癣疮，蛇虫咬伤等症，对于感冒预防也有一定的作用。

第十二节　胆石症

疾病概况

胆石症（cholelithiasis）是指发生于胆道系统（包括胆囊、胆管）内的结石性疾病，按发病部位分为胆囊结石和胆管结石。本病可能与喜静少动、肥胖、不吃早餐、肝硬化、遗传等因素有关。胆囊结石的症状取决于结石的大小和部位，以及有无梗阻和炎症等。部分胆囊结石患者终身无症状，即所谓隐性结石。较大的胆囊结石可引起中上腹或右上腹闷胀不适、嗳气和讨厌进食油腻食物等消化不良的症状。较小的结石可于饱餐、进食油腻食物，或夜间平卧后阻塞胆囊管而引起胆绞痛和急性胆囊炎。肝内胆管结石是指发生于肝内胆管系统的结石性疾病，常与肝外胆管结石合并存在，但也有单纯的肝内胆管结石，称真性肝内结石症。

近年来，肝内胆管结石的病例越来越多。肝内胆管结石多呈黄绿色块状或"泥沙样"，多为胆红素钙。此外，结石中心常可找到蛔虫卵，所以有人认为肝内胆管结石系由胆道蛔虫、细菌感染致胆管阻塞所致。超声检查胆石症的特异性和敏感性均很高。胆石症的治疗方法很多，目前主要有两种方法，一种是手术治疗（包括腔镜微创治疗），另一种是非手术治疗。

胆石症属中医"胁痛""黄疸"等范畴。肝络失和，疏泄不利是胆结石的基本病机，其基本病理变化可归结为"不通则痛"。胆石症的发生主要与人的肝、胆、脾、胃等脏腑功能失调有关。外感湿热疫毒、饮食不节、情志不遂、劳倦伤脾、病后续发是其直接病因。

中医治疗

中医辨证论治，胆石症的证型及方选如下。

1. 肝郁气滞证

临床表现：右胁或剑突下轻度疼痛，走窜不定，可牵扯至肩背部，疼痛每遇情志变化而增减，胸闷嗳气或伴恶心，嗳气而胀痛稍舒，食欲不振，口苦咽干，大便不爽，舌淡，苔薄白，脉弦。

治法：疏肝理气，利胆排石。

代表方：柴胡疏肝散加减。

2. 肝胆湿热证

临床表现：右胁或剑突下灼热疼痛，疼痛拒按，多向肩背部放射，口苦口黏，脘腹胀满，胸闷纳呆，恶心呕吐，小便黄赤，大便不爽，或有身热恶寒，身目发黄，舌红，苔黄腻，脉弦滑数。

治法：清热祛湿，利胆排石。

代表方：龙胆泻肝汤加减。

3. 瘀血阻络证

临床表现：右胁刺痛，痛有定处，疼痛拒按，入夜更甚，右胁下或有癥块，面色晦暗，口苦口干，胸闷纳呆，大便干结，或黑便，舌质紫黯，或舌边有瘀斑、瘀点，脉弦细。

治法：疏肝利胆，活血化瘀。

代表方：血府逐瘀汤加减。

4. 肝阴不足证

临床表现：右胁隐痛或略有灼热感，绵绵不休，遇劳加重，午后低热，或五心烦热，双目干涩，口燥咽干，舌红，少苔，脉弦细。

治法：滋阴清热，利胆排石。

代表方：一贯煎加减。

保健指导

1. 发病前的预防

（1）倡导科学、健康的生活方式。

肥胖是胆石症的重要致病因素，所以应尽量避免摄入高脂肪、高糖、高胆固醇的饮食，控制体重。积极参加体育运动，因为若人运动和体力劳动少，其胆囊的收缩力将下降，胆汁排空延迟，容易造成胆汁淤积，胆固醇结晶析出，促进胆石的形成。现代有许多人不吃早餐，而长期不吃早餐会使胆汁浓度增加，有利于细菌繁殖，容易促进胆石的形成。而如果坚持吃早餐，可促进部分胆汁流出，降低一夜所储存的胆汁的黏稠度，降低胆石症的发病风险。

（2）饮食调护。

饮食宜清淡，应避免油腻，不要喝酒。日常饮食应以适量为宜，不可饥饱不均，宜荤素搭配，粗细搭配，少吃高胆固醇食物，多吃含维生素A丰富的蔬菜、水果。另外饮食宜清洁卫生，防止肠道蛔虫感染，对已感染者应积极治疗。可多饮水，以有效地促进人体的新陈代谢，有利于将体内的结石物质排至体外，预防胆石症。

（3）情志调畅。

长期精神紧张或压力过大，会使消化系统功能紊乱，诱发胆石症。因此，应保持健康的心理状态。

2. 发病后的调护

（1）调整饮食结构，切忌不吃早餐、暴饮暴食，避免酗酒、吸烟、喝咖啡及浓茶等，应采用低脂、低胆固醇、低热量和高纤维的饮食，多饮水、多吃碱性食物，如蔬菜、水果及全谷类等。

（2）针灸。

①用磁极针灸配耳穴贴压治疗胆石症。取体穴丘墟、阳陵泉，另取耳穴胆、肝、胰、神门、交感、十二指肠等，将王不留行贴在耳穴上。

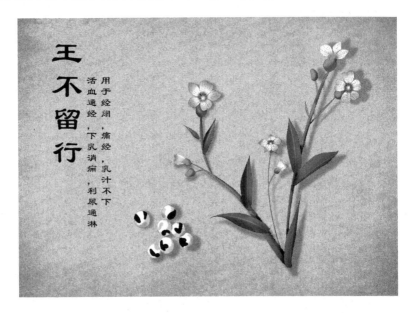

②用体针配合耳穴贴压治疗胆石症。体针取肝俞（双）、期门（右）、胆俞（双）、日月（右）为主穴，耳穴取肝、神门、胆囊、十二指肠、交感。

（3）药膳。

①金钱草粥：新鲜金钱草60克、粳米50克、冰糖15克。将金钱草洗净、切碎，粳米淘洗干净，加入金钱草末，加适量水后煨煮成粥，再加入冰糖搅拌至溶化即可。此粥清热祛湿、利胆退黄，适用于胆石症见湿热蕴积证者。

②山楂金钱草汤：山楂、金钱草、大黄、枳壳各16克，兔胆汁16毫升，白糖适量。用水煎两次，去渣取汁，两次滤汁合并浓缩，熬成200毫升，每次服100毫升，分两次服用。

延伸阅读

秋季解燥方法：

（1）多吃深绿色的叶菜。这些叶菜比夏季常吃的瓜果含有更多的胡萝卜素，可以补充夏季时摄入不足的维生素A。当然，直接多吃点胡萝卜也是可以的。

（2）多吃养胃的食物。秋季是消化道疾病的高发期，且秋季有些人可能有"贴秋膘"的习惯，这更会加重肠胃负担。多吃养胃的食物可有效缓解该负担。

（3）每天吃点坚果。秋天正是食用花生、核桃等坚果的好时节。坚果含有多种微量元素和维生素E，多吃有利于身体健康。

（4）加强运动。俗话说"春困秋乏"，秋天很多人会出现疲惫、乏力、精神不振等情况。进行适量的户外锻炼可以有效缓解这些情况。另外，加强运动可增强心肺功能，预防冬季多发的呼吸系统疾病。

（5）穴位按摩。热敷风池穴，能起到驱寒健脑的作用。多按合谷穴，可帮助肺脏排毒，有利于缓解烦躁的情绪。

第十三节　胃　癌

疾病概况

胃癌指源于胃黏膜上皮细胞的恶性肿瘤，是常见的消化道恶性肿瘤之一，绝大多数属于腺癌。胃癌发病率男性高于女性。胃癌患者以中老年人居多，55 ～ 70 岁为高发年龄段。胃癌发病的具体原因尚不明确，但与不良的饮食生活方式、幽门螺杆菌感染、癌前病变（包括胃息肉、慢性萎缩性胃炎及胃部分切除后的残胃等）、遗传因素等有关。

目前，由于饮食结构的改变、工作压力的增大以及幽门螺杆菌的感染等，胃癌发病呈现年轻化倾向。胃癌早期无明显症状，或仅出现上腹不适、嗳气等非特异性症状，与胃炎、胃溃疡等胃部慢性疾病症状相似，易被忽略；晚期可出现各种症状，如上腹部剧烈疼痛、进行性吞咽困难、恶心呕吐、厌食消瘦、呕血或黑便、贫血及腹部肿块等。胃癌的诊断方式有很多，其中胃镜检查可直接观察胃黏膜病变的部位和范围，并可获取病变组织做病理学检查，是诊断胃癌最有效的方法。胃癌一旦确诊，可根据患者的情况采取手术治疗、化学治疗、放射治疗、靶向治疗、支持治疗等。不论采取何种治疗方案，其最终目的均在于减轻患者痛苦，改善生活质量，延长个体生存期。

中医中没有胃癌的病名记载，但根据发病的症状其可归于"胃痛""噎膈""反胃""血证""积聚"等范畴。多认为胃癌与情志不遂、饮食不节、禀赋不足等因素有关；主要病机为多种病因使脏腑功能失调，气血津液运行失常，导致气滞、痰浊、瘀毒内结于胃。胃癌的中医治疗针对"本虚标实"的基本病机，采取攻补兼施之法，在早期以理气宽中、化痰祛瘀、降逆和胃等祛邪为主，中期因正气渐虚，采取扶正结合祛邪，攻补兼施的方法；晚期则以扶正为主，补益脾胃，增补生化之源，达到扶正祛邪的目的。

中医治疗

中医辨证论治，胃癌的证型及方选如下。

1. 肝胃不和证

临床表现：胃脘胀闷疼痛，窜及两胁，情绪抑郁，疼痛与情绪相关，口苦心烦，食少纳呆，嗳气吞酸，甚或呕吐，舌淡红或红，苔薄白或薄黄，脉弦。

治法：疏肝和胃，降逆止痛。

代表方：柴胡疏肝散加减。

2. 痰浊凝结证

临床表现：脘腹痞闷胀痛，心下结块，胃脘饱胀或疼痛隐隐，恶心欲呕或呕吐痰涎，不欲食，口淡不欲饮，头晕身重，面黄虚胖，便溏，舌质淡红，苔白腻，脉滑或细缓。

治法：理气化痰，软坚散结。

代表方：导痰汤加减。

3. 瘀血内结证

临床表现：胃脘刺痛或如刀割，痛有定处，痛处拒按，触诊可扪及肿块，质硬，或呕吐物如赤豆样，或黑便如柏油样，口唇爪甲紫暗，面色黧黑，舌质紫黯或有瘀斑，苔薄白，脉细涩或涩。

治法：活血化瘀，理气止痛。

代表方：膈下逐瘀汤加减。

4. 脾胃虚寒证

临床表现：胃脘隐隐作痛，或夜间疼痛较甚，腹部可触及积块，喜温喜按，面色㿠白，或面部、四肢浮肿，饮食不下，或朝食暮吐、暮食朝吐、宿谷不化、泛吐清涎，舌淡胖，苔薄白，脉沉细弱。

治法：温中散寒，健脾和胃。

代表方：附子理中丸加减。

5. 胃热阴伤证

临床表现：胃脘部灼痛，食后胃痛，胃脘嘈杂，口干欲饮，喜冷饮，饮食梗塞难下，甚则食入即吐，形体消瘦，五心烦热，大便干燥，舌红或红绛，少苔或光剥苔，脉细数。

治法：清热养阴，益胃生津。

代表方：益胃汤加减。

6. 气血双亏证

临床表现：疾病后期，形体消瘦，全身乏力，声低气怯，面色白或萎黄，积块坚硬，隐痛或剧痛，颈部等可扪及肿块，进食困难，饮食大减，时呕清水，便溏或闭而不解；自汗盗汗，下肢浮肿，舌淡，苔薄或少苔，脉沉细弱或细数。

治法：补益气血。

代表方：八珍汤加减。

保健指导

1. 发病前的预防

倡导科学、健康的生活方式。

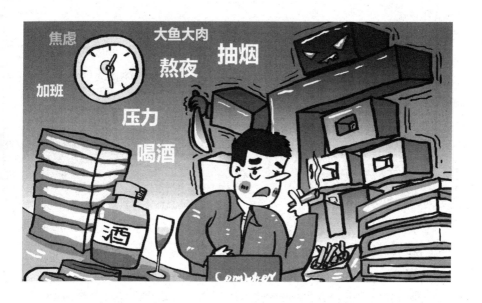

（1）戒烟戒酒。

抽烟时烟雾会随着消化道进入胃，直接刺激胃黏膜，引起黏膜下血管收缩、痉挛，导致胃黏膜出现缺血、缺氧症状。长此以往，很容易形成胃部溃疡。适量饮用低度酒，能增加胃部的血流量，但长期或一次饮用大量烈性酒，会直接破坏胃黏膜屏障，引起胃黏膜充血、水肿、糜烂，甚至出血。

（2）减少抑郁。

持续过度的精神紧张、情绪激动和抑郁等，对胃癌的发生和复发有一定的促进作用。如压力过大会引起胃酸分泌过多，黏膜修复能力下降；情绪、心态等出现较大的波动会引起胃肠症状；长期的不良情绪会破坏免疫系统，增加胃肠道疾病发生的风险。因此，平时要保持心情愉悦和平和，避免紧张、焦虑等不良情绪。

（3）注意饮食结构。

研究显示，新鲜蔬菜或水果中富含的维生素C可以抑制亚硝基类物质在体内转化为直接致胃癌的亚硝酰胺类物质，并分解体内多余的亚硝酸盐，从而发挥防止癌症发生的作用。

①多吃新鲜的蔬菜和水果。

多吃含维生素A、维生素B、维生素E的食物，适当加强蛋白质摄入，以利于胃黏膜保护。

②少吃或不吃腌菜。

腌菜中含有大量的亚硝酸盐和二级胺，在胃内适宜酸度或细菌的作用下，其能合成亚硝胺类化合物，这类化合物是很强的致癌物质。

③少吃或不吃烟熏和油煎食物。

熏鱼和熏肉中含有大量的致癌物质。油炸、烘烤、烧焦食物和重复使用的高温食油中也含有致癌物质，应尽量少食用。

④不吃霉变的食物。

日常生活中常常会遇到发霉变质的食品，霉变是由霉菌引起的。霉菌中有些是产毒真菌，是很强的致癌微生物。同时某些食物在产毒真菌作用下产生大量的亚硝酸盐和二级胺，这些物质进入机体后在一定条件下，在胃中又可合成亚硝胺类化合物而致癌。

2. 发病后的调护

（1）调整心态，增强信心。

确诊为胃癌后，患者的心理表现各不相同，或表现为恐惧、悲观、绝望，或表现为焦虑、情绪不安、悲伤落泪，甚至痛哭，或表现为沉默寡言、表情呆滞，还可表现为情绪激动、处于易激惹状态。此时应积极进行心理暗示，或求助于专业的心理咨询人士，以摆脱消极、负面的情绪。亦可多与病友或医护人员进行交流，避免负性情绪在心中积压。

（2）合理饮食。

合理饮食对胃癌患者的病情恢复有重要作用。行胃切除术患者既要通过饮食弥补疾病的慢性消耗，又要填补手术创伤带来的能量损失。应该以高蛋白、高维生素的食物为主，如蛋类、乳类、瘦肉类、豆及豆制品类、鲜嫩的蔬菜及水果类等。行放射治疗和化学治疗的患者可以服用药膳等，以减轻放射治疗和化学治疗后恶心、呕吐等不良反应，提高生活质量。

①流质药膳饮食。

荷叶佛手米汤：人参、白术、茯苓各9克，甘草6克，荷叶、佛手各3克，粳米100克。药材加水1000毫升煎至500毫升，去渣取汁加入粳米，小火煎煮半小时后，去渣取汤300毫升服用。每日4次，每次60~80毫升。

②半流质药膳饮食。

木香砂仁粥：人参、白术、茯苓各9克，甘草6克，木香、砂仁各3克，粳米100克。药材加水煎汤，去渣后加粳米煮粥。早晚分食。

大枣薏米赤豆粥：大枣10个，薏米60克，赤小豆90克。煮成稀粥后食用。

③药膳软食、普食。

山楂麦芽炖排骨：人参、白术、茯苓、山楂各9克，甘草6克，麦芽12克，排骨1000克。药材加水1000毫升煎汤至500毫升，排骨洗净放入，小火炖半小时收汁，根据口味加入调味品后熟食。佐餐当菜，随量食用。疗程为1周。

党参龙眼兔肉汤：党参20克，龙眼肉50克，兔肉200克，食用油、盐各适量。党参切丝用纱布包扎与龙眼肉、兔肉放入一锅，加适量清水炖至兔肉熟烂，去党参丝，加油、盐调味后饮汤或佐膳。

（3）辅助针灸治疗。

温针灸是艾灸和针刺相结合的一种方法，又称针柄灸。在留针过程中将艾绒搓团捻裹在针柄上点燃，借助针体向穴位传入热力，每次燃烧枣核大艾绒1～3团。该法有行气活血、温通经脉的功效。

以足三里穴、内关穴、三阴交穴、太冲穴为主穴。足三里穴是足阳明胃经合穴，对该穴位进行温针灸可达到温、通、补的效果；内关穴为手厥阴之络，存在于人体的手厥阴经脉中，对其进行温针灸可有效理气通络、和胃降逆；对作为足三阴经交会穴的三阴交穴进行温针灸，可达到健脾疏肝、行气补血的目的；太冲穴是足厥阴肝经的原穴、输穴，经过温针灸可达到补肝疏肝、行气和血的目的。对这些穴位进行温针灸可达到行气活血、和胃降逆、疏通气机和健脾益气的目的，帮助胃癌患者在较短时间内恢复胃肠功能。

延伸阅读

华佗是东汉著名的医学家，帮助了不少患者。华佗生活在东汉末年，那时各种疾病流行泛滥，大众不堪其苦，且医学发展低下，存在着一些庸医巫婆，他们利用封建迷信活动来招摇撞骗。谎称人们患病是因为冲撞了鬼神，必得求仙讨药或拜神驱邪。结果，不但病未治好，不少人还被折磨致死。

华佗极力抵制骗术邪说，勇于探索，敢于实践。他认为，人体必须经常活动，但不能过度。经常运动，可以使消化系统增强，血脉畅通，这样人体就不容易生病了。这和"流水不腐，户枢不蠹"是一个道理。华佗提出用运动去健身防病的科学见解。他不但积极倡导体育活动，而且身体力行，数十年如一日地坚持锻炼。他根据中医原理，模仿虎、鹿、熊、猿、鸟五种动物的动作和神态编创出了一套导引术，名曰"五禽戏"。华佗所创五禽戏是我国民间广为流传的健身术之一。

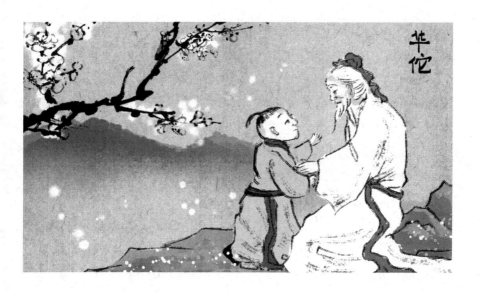

第十四节　消化道出血

疾病概况

我们将消化道出血以屈氏韧带为界分为上消化道出血和下消化道出血。上消化道出血是指屈氏韧带以上的消化道，包括食管、胃、十二指肠或胰胆等病变引起的出血，胃-空肠吻合术后的空肠病变出血亦属这一范围。而下消化道出血则指回盲部以下至肛门的肠道出血，包括结肠和直肠出血。

上消化道出血常见于上消化道溃疡、食管胃底静脉曲张破裂、上消化道肿瘤、应激性溃疡、急慢性上消化道黏膜炎症等。下消化道出血常见于痔疮、炎症性肠病、结直肠肿瘤等。急性消化道大出血一般是指在数小时内失血量超过1000毫升或循环血容量的20%，其临床主要表现为呕血和（或）黑便，往往伴有血容量减少引起的急性周围循环衰竭，是常见的急症。

临床上根据患者呕血、黑便和周围循环衰竭的表现，呕吐物或大便隐血实验结果，以及实验室血常规的化验结果，可作出消化道出血的诊断。急性上消化道出血病情急、变化快，严重者可危及生命，应积极采取措施进行抢救治疗。首先积极进行抗休克治疗，迅速补充血容量，并争取在24小时内行内镜检查，明确出血部位及病因，针对病因及出血量、出血部位选择相应的治疗方案。

中医中没有消化道出血的病名记载，但根据发病的症状其可归于中医"吐血""呕血""便血"等范畴。中医认为本病主要与饮食不节、情志不畅、劳欲、久病等有关。其主要病机可归结为三个方面：火盛气逆，迫血妄行；气虚不摄，血溢脉外；破血阻络，血不循经。一般而论，新病易治，久病难医。出血量少者病轻，出血量多者病重，若暴急量多，出血不止，可形成气随血脱的危急重症，甚则危及生命。但若抢救及时，正气未衰，原发病轻，亦可转危为安。根据病程之长短，出血之色、质、量及临床症状，消化道出血又可分实热、阴虚、气虚及瘀血四种。

中医治疗

中医辨证论治，消化道出血的证型及方选如下。

1. 吐血

（1）胃热壅盛证。

临床表现：胃脘闷胀而痛，嘈杂不适，恶心，吐血色鲜红或紫暗，常夹杂食物残渣，口臭，大便色黑而秘，舌质红，苔黄腻，脉滑数。

治法：清热泻火，化瘀止血。

代表方：泻心汤合十灰散加减。

（2）肝火犯胃证。

临床表现：吐血色红或紫暗，口苦胁痛，头痛目赤，心烦易怒，失眠多梦，或有黄疸，舌质红绛，苔黄，脉弦数。

治法：清肝泻胃，凉血止血。

代表方：龙胆泻肝汤加减。

（3）脾虚不摄证。

临床表现：血色暗淡，大便漆黑且溏，病情反复，面色苍白或萎黄，神疲乏力，食少纳呆，心悸气短，头晕少寐，舌质淡，脉细弱。

治法：益气，健脾，摄血。

代表方：归脾汤加减。

（4）脾胃虚寒证。

临床表现：呕血或便血，血色紫暗，甚则色黑，腹部隐痛，体倦神疲，心悸头晕，面色少华，四肢不温，舌质淡，苔白，脉细弱或沉迟。

治法：健脾温中，养血止血。

代表方：黄土汤加减。

（5）瘀阻胃络证。

临床表现：便血或伴吐血，血色紫暗，或有血块，胃脘疼痛，痛有定处，痛如针刺，舌质紫黯或有瘀点，脉细涩。

治法：祛瘀止血，理气止痛。

代表方：失笑散合血府逐瘀汤加减。

（6）阴虚血热证。

临床表现：胃痛隐隐，吐血、便血量多色红，口干唇燥，心烦不宁，头晕心悸，面色潮红，口渴引饮，耳鸣，少寐，大便干黑，舌红，少苔，脉细数。

治法：滋阴降火，凉血止血。

代表方：茜根散加减。

2. 便血

（1）肠道湿热证。

临床表现：便血色红，大便不畅或稀溏，或有腹痛，口苦，舌质红，苔黄腻，脉濡数。

治法：清化湿热，凉血止血。

代表方：地榆散合槐角丸加减。

（2）气虚不摄证。

临床表现：便血色红或紫暗，食少，体倦，面色萎黄，心悸，少寐，舌质淡，脉细。

治法：益气摄血。

代表方：归脾汤加减。

（3）脾胃虚寒证。

临床表现：便血紫暗，甚则色黑，腹部隐痛，喜热饮，面色不华，神倦懒言，便溏，舌质淡，脉细。

治法：健脾温中，养血止血。

代表方：黄土汤加减。

健康指导

1. 发病前的预防

（1）忌食酒、烟、浓茶、咖啡：经常饮用烈性酒，对胃黏膜有较大刺激，上消化道出血患者应禁饮。长期嗜酒，对肝脏的损害也较大，会影响凝血因子的合成，极易诱发上消化道出血。烟叶中的有害成分对消化道黏膜有较大的刺激作用，易使消化道黏膜发炎，造成幽门及食管下括约肌功能紊乱，以致胃内容物反流，加重病情。对有上消化道出血病史的患者而言，禁烟尤为重要。浓茶、咖啡可强烈刺激胃酸分泌，不利于消化道炎症的消退和溃疡面的愈合，因而有消化道出血病史的患者不宜喝浓茶和咖啡。

（2）忌食辛辣及刺激性食物：辛辣、香燥、油煎等食品性热动火，消化道出血患者不宜吃。另外，某些海鲜刺激性较大，可损伤胃肠黏膜，引起出血，应避免食用。

（3）避免服用损害胃黏膜的药物：部分药物长期服用，如口服阿司匹林、止痛药等均可刺激胃黏膜，从而引起溃疡甚或急性出血。

2. 发病后的调护

（1）饮食指导：大出血发生时要禁食。出血停止后，遵医嘱逐渐给予流食—半流食—软食—普食，逐步过渡，同时还应少食多餐，饥饱适中，细嚼慢咽，将食物嚼烂及进食质软易消化食物，以减少胃酸分泌及机械消化对消化道出血创面的刺激；忌食刺激性食物，如酒类，咖啡，酸辣、油炸、生硬食物及豆类等产气食物，以免延长胃排空时间及促进胃酸分泌而影响疗效导致再出血，增加患者死亡风险及手术概率。亦可参照辨证施护的原则进行辨证施食：如脾胃虚寒者，宜进温中散寒之食，如瘦肉、鸡汤、牛奶等，忌生冷之品；胃热者需进清泄和胃之物，选食水果、米粥、面条等，胃寒者最好进食乳鸽、羊肉等温热之品；病久伴胃阴虚者可进食鸭、蛋清、豆腐、豆浆等养阴益胃清补的食物，忌辛热之品；伴有食滞者，吃山楂、大米、蛋、面条等半流质饮食最好，可消食导滞。

在饮食方面配用适宜的食疗方，效果更佳。

①藕柏饮：生藕节500克，侧柏叶100克。捣烂取汁加温开水服用，

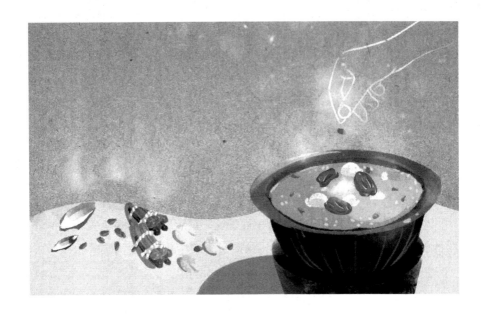

每日2~4次。

②柏叶粥：侧柏叶500克，洗净捣汁，拌入粳米粥中，加适量的糖调味，趁温徐徐服用，每日2~3次。

③木耳粥：黑木耳30克，粳米100克，大枣5个，冰糖适量。将木耳用温水浸泡1小时，洗净，与粳米、大枣、冰糖共煮成粥，早晚服用。

（2）生活起居：出血期间绝对卧床休息，呕血时头偏向一侧，以防窒息。不要过多阅读书报，以免耗费精神。出血停止后，可适当下床活动，但应加强自我保护，以防外感而加重病情。

（3）适当运动和按摩：出血停止后恢复期间，除了可以适当运动，还可以按摩，选足三里（亦可用灸）、中脘（患者取坐位或仰卧位，医者用右手大鱼际附着于中脘穴，作顺时针方向缓缓揉按，2~5分钟）。也可用双掌揉腹法（用右手掌心紧贴脐腹，左手掌放于右手背，然后作顺时针方向揉动，2～5分钟）。二种按摩法任选一种，每日早晚各1次，注意动作柔和，频率一致。

延伸阅读

如皋被称为长寿之乡，有人曾对如皋居民的饮食做过调查，发现他们的饮食以淡和杂为主。

1. 淡

少盐淡食是如皋人的饮食习惯，他们做菜时放盐很少。中医提倡饮食要五味调和适中，任何一味偏多，都会对身体造成损害，特别是盐不能吃得太多，否则会使人短寿。世界卫生组织建议成人每天吃盐不超过5克。

2. 杂

所谓"杂"，就是粗粮、细粮混着吃，荤菜、素菜搭配着吃。由于如皋临海、地形平坦，兼有海陆物产，所以，这里杂粮、瓜果、蔬菜、鱼虾、肉蛋等产品十分丰富，这就决定了如皋人的营养来源绝不单一。

任何一种食物都不能单独满足人体对各种营养素的需求，自古就有"五谷为养，五果为助，五畜为益，五菜为充"的说法，认为吃得越杂，越有利于人体阴阳平衡和脏腑协调。

第十五节　急性胰腺炎

疾病概况

急性胰腺炎（acutepancreatitis，AP）是多种病因导致的胰腺组织自身消化所致的胰腺水肿、出血及坏死等炎性损伤，临床以急性上腹部疼痛及血清淀粉酶及脂肪酶升高为特点。多数患者病情轻，预后好；少数患者可伴发多器官功能障碍及胰腺局部并发症，死亡率高。该病临床上多表现为急性发作的持续性上腹部剧烈疼痛，常向背部放射，伴有腹胀及恶心呕吐。临床体征轻症者仅表现为上腹部轻压痛，重症者可出现腹膜刺激征、腹水，偶见腰肋部皮下瘀斑征（Grey-Turner征）和脐周皮下瘀斑征（Cullen征）；若假性囊肿形成，可触及肿块；可以并发一个或多个器官功能障碍，也可伴有严重的代谢功能紊乱。临床上至少需符合以下3项特征中的2项，才可诊断为急性胰腺炎。

（1）与急性胰腺炎符合的症状表现（急性、突发、持续、剧烈的中上腹疼痛）。

（2）血清淀粉酶和（或）脂肪酶的活性至少高于正常上限值3倍。

（3）CT或MRI等影像学检查结果符合急性胰腺炎的典型影像学特征。

急性胰腺炎属于中医学"腹痛""脾心痛""胰瘅"等范畴，本病多为感受六淫之邪、情志不畅、饮食不节、胆石、虫积、创伤等，引起脾失健运，通降失调，传化失司，邪阻气滞、湿郁热结蕴于中焦，毒瘀互结，胆胰不利，肉腐血败成痈。故病位主要在脾、胃、肝、胆、肠，其病性以里、实、热证为主，总病机为湿热壅滞、腑气不通、毒瘀互结、气滞血瘀。根据"六腑以通为用"的原则，本病以通腑泻热、清热解毒、除湿散瘀、行气止痛为治疗原则。

中医治疗

中医辨证论治，急性胰腺炎的证型及方选如下。

1. 早期

（1）肝郁气滞证（化火）。

临床表现：右中上腹痛，两胁胀痛，矢气则舒，抑郁易怒，伴善太息，恶心呕吐，嗳气呃逆，大便不畅，舌淡红，苔薄白或薄黄，脉弦紧或弦数。

治法：疏肝理气，通腑泻火。

代表方：柴胡疏肝散合清胰汤加减。

（2）肝胆湿热证。

临床表现：胁肋胀痛，口苦泛恶，乏力纳差，身目发黄，小便短黄，大便不调，舌质红，苔黄腻或薄黄，脉弦数或弦滑数。

治疗：清肝利胆，行气止痛。

代表方：茵陈蒿汤合龙胆泻肝汤或清胰汤加减。

（3）结胸里实证。

临床表现：胸胁上腹硬满疼痛，拒按，寒热往来，心烦喜呕，小便短赤涩痛，大便秘结，舌红，苔黄腻或黄厚而燥，脉滑数或沉紧、沉数有力。

治法：通里攻下，理气活血。

代表方：清胰汤合大陷胸汤加减。

（4）瘀热（毒）互结证。

临床表现：腹部刺痛拒按，痛处不移，出血，皮肤青紫瘀斑，发热夜甚，腹部可扪及包块，小便短赤，大便燥结，舌质红或有瘀斑，脉弦数或涩。

治法：清热泻火，祛瘀通腑。

代表方：泻心汤或大黄牡丹汤合膈下逐瘀汤加减。

（5）内闭外脱证。

临床表现：寒战发热，烦渴多汗，呼吸喘促，烦躁不宁，恶心呕吐，神志不清，皮肤瘀斑，二便不通，舌质干绛，苔灰黑而燥，或苍老无苔，脉沉细而弱，或细数。

治法：通腑逐瘀，回阳救逆。

代表方：小承气汤合四逆汤加减。

2. 晚期

（1）脾气虚证。

临床表现：腹胀纳差，少气懒言，神疲乏力，恶心呕吐，面色萎黄或㿠白，大便稀溏，舌淡红，苔薄白，脉沉弱，右关弱而无力，或双寸沉弱无力，尺脉不弱。

治法：益气健脾。

代表方：补中益气汤加减。

（2）气阴两伤证。

临床表现：少气懒言，潮热盗汗，口干舌燥，五心烦热，短气自汗，食欲不振，舌淡或舌红少苔，左脉细，双寸脉细或细数。

治法：益气养阴。

代表方：生脉散合益胃汤加减。

（3）中焦虚寒证。

临床表现：腹部拘急疼痛，喜温喜按，心悸虚烦，虚怯少气，面色无华，乏力纳差，舌淡或舌红少苔，左脉细，寸脉微弱而涩，尺脉紧弦，或尺脉沉弱，左脉细弦而紧。

治法：温中补虚，和里缓急。

代表方：小建中汤加减。

（4）寒热错杂痞满证。

临床表现：心下痞满，不痛，呕吐下利，口干口苦，少气懒言，呃气频频，纳差，舌淡，舌苔黄白相间或黄厚腻、干，右关轻取浮滑，沉取无力。

治法：寒热平调，消痞散结。

代表方：半夏泻心汤加减。

（5）瘀血阻滞证。

临床表现：腹部包块，口干不欲饮，局部刺痛、压痛，皮下瘀斑，舌淡或紫黯，苔薄白或黄白，脉沉弦或涩。

治法：活血化瘀，行气止痛。

代表方：血府逐瘀汤加减。

3. 中医特色治疗

（1）直肠给药：柴黄清胰活血颗粒、胰瘅2号灌肠、灌胃。

（2）中药外敷：胰瘅贴+TDP、六合丹。

（3）针刺治疗：取足三里、天枢、内庭、阴陵泉、三阴交、内关、支沟、合谷，以1.5寸毫针刺入。根据辨证论治结果进行穴位加减，采用不同补泻手法，也可结合电针进行治疗。

（4）穴位注射：选取双侧足三里穴。

健康指导

1. 发病前的防护

倡导科学、健康的生活方式。戒烟戒酒，改变饮食习惯和结构，监测并控制血脂血糖，控制体重，预防和积极治疗胆道结石等胆、胰疾病等。要尤为关注饮食因素，这既是引起急性胰腺炎的重要病因，又是促进本病康复的重要环节。饮食调摄对于该病的预防与治疗具有重要意义，必须引起高度重视。然而随着社会经济的发展，人们生活水平的提高，暴饮暴食导致的急性胰腺炎的比例不断下降，而摄取动物性食物、酗酒及其他不良生活习惯导致的高脂血症与肥胖在急性胰腺炎患者中占据的比例不断升高。要预防胰腺炎，平时应注意清淡饮食，宜食碱性主食，如馒头、面条以中和胃酸，减少胰液分泌；少食脂肪含量高的食物，如花生、肉汤、鱼汤等。

2. 发病后的调护

（1）急性胰腺炎急性期患者应绝对禁食。若患者腹痛消失，进入缓解期，血、尿中淀粉酶水平恢复正常，则可考虑进食，从小剂量、低蛋白、无脂流质饮食开始，逐渐过渡到低脂普食，并逐渐提高食物浓度。最初进食时可少量饮水、米汤，患者无不适再逐渐过渡到果汁、米糊、西红柿汁、稀面汤等，禁食牛奶、豆浆、香菇等。随病情的好转可改为低脂流质饮食，如以猪肝汤、蛋清汤等含优质蛋白质的食物为主，忌油炸、油煎、膨化食品。低脂半流质饮食阶段，可给予富含蛋白质、维生素、碳水化合物的清淡饮食，食品多以蒸、炖为主，调味宜低盐、少酸、无辣，以减少胃液分泌与避免加重胰腺负担，同时食用富含纤维素的蔬菜与水果，保持大便通畅，以利于机体的恢复。恢复期的患者仍以低脂饮食为佳，进食豆制品、瘦肉、鱼、虾等，荤素搭配，合理营养，禁油炸、禁暴饮暴食、禁酒、禁刺激性和易产气的食品。

（2）急性胰腺炎患者低脂流质食谱举例。

早餐：5%甜米汤（粳米30克，白糖5克）。

加餐：橘子汁（橘子100克，白糖5克）。

午餐：蛋清番茄汁（番茄100克，鸡蛋50克）。

加餐：红枣汤（红枣25克，白糖5克）。

晚餐：咸米汤（粳米30克，食盐0.3克）。

加餐：藕粉（藕粉25克，白糖5克）。

根据患者对营养素的实际需求，可给予静脉营养支持。

（3）急性胰腺炎患者低脂普食食谱举例。

早餐：面包50克，咸米汤（粳米30克，食盐0.3克）。

加餐：苹果汁（苹果100克，白糖5克）。

午餐：粉皮烩鸡丝（粉皮60克，鸡肉30克），番茄蛋汤（番茄100克，鸡蛋50克，食盐0.3克），软饭（粳米75克）。

加餐：藕粉（藕粉25克，白糖5克）。

晚餐：碎炒油菜（油菜150克），花椰菜炒肉丝（花椰菜150克，瘦肉30克，食盐0.3克），软饭（粳米75克）。

加餐：红枣汤（红枣50克，白糖5克）。

（4）发病后宜增强信心，适度锻炼身体。

急性胰腺炎是临床常见的急重症，不仅对患者身体有较大的损伤，

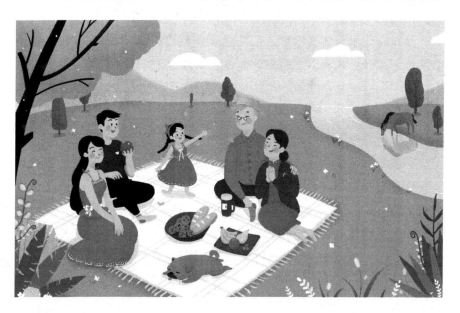

也对患者心理造成了创伤，甚至导致患者出现抑郁、厌世等情绪。疾病后期应多鼓励患者，增强其对生活的信心，减少不良情绪对患者的影响。同时，鼓励患者适度锻炼，促进患者身体的快速康复。

（5）食疗。

①豆蔻生姜粥：肉豆蔻10克，生姜10克，粳米50克。先将粳米淘净煮粥，待煮沸后，加入捣碎的肉豆蔻细末及生姜，继续熬煮成粥后服用。可理气、止痛、散寒，用于治疗急性胰腺炎有寒证者。

②煮猪胰：取猪胰500克洗净，加水共煮至烂熟，取汁饮用。每小时50毫升。

③桃仁墨鱼汤：桃仁6克，当归10克，墨鱼1条，调味品适量。将墨鱼去头、骨，清洗干净后切丝，桃仁及当归布包，加水煮沸后去浮沫。文火煮至墨鱼熟透，捞出药包，调味后服用。

延伸阅读

苏轼是北宋著名文学家，也是唐宋八大家之一，不但在文学、书画上取得了卓越的成就，在健康方面也有深入的研究和独到的见解。他曾写下："一曰无事以当贵，二曰早寝以当富，三曰安步以当车，四曰晚食以当肉。"

1. 无事以当贵

苏轼一生仕途坎坷、屡遭贬谪，生活中也是命运曲折、颠沛流离。可现实的残酷、命运的多舛、内心的彷徨、人生的失意等并没有让他失去信心和勇气，反而更让他于逆境之中，磨炼出了不计荣辱、淡泊名利、积极乐观、随遇而安的豁达心境和宽广胸襟。正气是人体保持健康最重要的因素，正气充足，病邪就无从下手。

2. 早寝以当富

早睡早起，能有效地保证睡眠质量。无论在恢复充沛体力、保持良好心态方面，还是在有效维护人体生物钟等方面，早睡早起都有着不可替代的重要作用。日常生活中，苏轼很少熬夜，就是在白天，他也经常以静坐的方式来修身养性。现代人生活节奏快，心理压力大，但这也绝不能成为忽略健康、挥霍生命的理由。尤其是经常加班工作的人或喜欢过夜生活的人，更应该有清醒的认识。要告别不良习惯，保证睡眠，以保持精力旺盛。

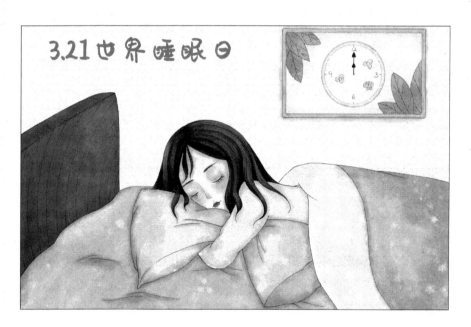

3. 安步以当车

安步当车，在这里有两方面的含义：一是生活上随意简单，二是平时注重锻炼。对苏轼而言，别说是在遭贬之时，就是作为朝廷大员的时候，他也常粗茶淡饭、布衣粗褂，过着轻车简从的生活，不追求物质方面的奢华。关于锻炼，每到一处，他总是不忘出行游乐、寄情山水。这样既能排遣心中的郁闷，也能达到锻炼身体、陶冶情操的目的。

4. 晚食以当肉

说苏轼是一位地道的美食专家也不为过。在遭贬的岁月里，仅他自己独创的美食，就有好多种。更为妙者，苏轼还喜欢用芡实、生姜为原料，煮成"芡实粥""姜粥"。芡实又被称为"水中人参"，有健脾养胃、益肾固精、抗衰延年的作用；生姜也可益脾胃，散风寒，在预防心肌梗死方面，效果明显。

第十六节　慢性胰腺炎

疾病概况

慢性胰腺炎是各种病因引起的以胰腺组织和功能不可逆改变为特点的慢性炎症性疾病，其病理特征为胰腺腺泡萎缩、破坏和间质纤维化。慢性胰腺炎主要表现为反复发作或持续性上腹部疼痛、腹胀、腹泻或脂肪泻、消瘦、黄疸、消化不良、腹部包块、糖尿病等，可伴有胰管结石、胰腺实质钙化、胰管狭窄、胰管不规则扩张、胰腺假性囊肿形成等。

慢性胰腺炎的主要临床表现为餐后饱胀和上腹疼痛等，当属中医"胃脘痛""积滞""痞满"的范畴。本病病位在肝、脾、胃三脏；病因以内因居多，内因中以饮食为重，其次则为情志所伤，外因则以寒邪为多；主要病机为肝郁气滞、脾虚失荣及胃气不降、气滞；以脾虚为本，食滞、痰湿、气滞、血瘀等邪实为标。

中医治疗

中医辨证论治，慢性胰腺炎的证型及方选如下。

1. 肝胃不和证

临床表现：胃脘部胀满或疼痛，两胁胀痛，纳差，脘痞，胸闷喜叹息，嗳气频繁，反酸恶心，每因情志不畅而加重，大便不畅，舌质淡红，苔薄白，脉弦。

治法：疏肝解郁，理气和胃。

代表方：柴胡疏肝散加减。

2. 脾胃虚弱证

临床表现：胃脘痞满，闷胀不舒，纳差食少，食后或劳累则加重，神疲乏力，嗳气不爽，口淡不渴，面色萎黄，舌质淡，苔薄白，脉细弱。

治法：健脾益气，调中和胃。

代表方：香砂六君子汤加减。

3. 肝胃郁热证

临床表现：胃脘灼热，餐后易饱胀，胀满可累及两胁肋，时有反酸，口干口苦，心烦易怒，眠差，舌质黯红或舌边红，苔黄或黄腻，脉弦滑。

治法：疏肝泄热，理气和胃。

代表方：化肝煎加减。

4. 肝郁脾虚证

临床表现：胸胁、胃脘部疼痛，胀满不适，每遇情志不畅则加重，不思饮食，食后胃脘部胀甚，身困乏力，常伴有嗳气、反酸、呃逆、大便稀溏等，舌质淡，苔薄白或腻，脉弦细。

治法：健脾疏肝，和中理气。

代表方：四逆散合六君子汤加减。

中医其他治疗方法主要有针灸治疗、穴位注射、经皮穴位电刺激、穴位埋线、腹针结合五行音乐、背俞指针治疗、艾灸等。

健康指导

1. 发病前的预防

倡导科学、健康的生活方式。健康的生活方式应劳逸结合，适度锻炼，避免长期过度熬夜及高强度工作或运动，禁烟酒，勿暴饮暴食，膳食均衡，减少高脂饮食的摄入。

2. 发病后的调护

慢性胰腺炎患者常常伴有不同程度的消瘦或体重下降，其与进食量减少有关。进食可促进胰腺分泌胰液，同时会诱发或加重腹部不适，所以慢性胰腺炎患者会不自觉地限制食物摄入。另外，随着慢性胰腺炎患者的胰腺外分泌功能的减弱，富含消化酶的胰液中部分酶的分泌不足（如脂肪酶）或不能排泄至十二指肠内，导致脂肪泻的发生，引起脂肪、蛋白质等营养物质吸收障碍，同时还影响脂溶性维生素及钙、磷、硒、维生素B_{12}等物质的吸收，最终可能导致患者营养不良的发生。所以，健康、合理而适度的膳食对慢性胰腺炎患者而言非常重要。

研究表明，70%～80%的慢性胰腺炎患者可通过合理的饮食达到营养支持的目的，另有20%～30%的患者需要通过肠外营养或肠内营养方式进行营养支持。日常饮食生活中，建议患者少食多餐（4～5餐），适时、适量进食，切忌过饱、过饥及暴饮暴食，禁烟酒。推荐适度食用低脂、高蛋白食物，如脱脂奶、豆浆、豆腐、去皮鸡胸肉、鱼肉、精瘦肉等，谨慎选用全脂奶、奶酪、五花肉、腊肉、腊肠等高脂食品，切勿食用鸡汤、鱼汤等刺激胰液分泌的高汤。烹饪方式推荐采用蒸、煮、熬、拌、烩，不建议煎、炸等。

（1）发病后宜保持情志调畅。

慢性胰腺炎属于慢性病。长期疾病的折磨可能会导致患者焦虑、抑郁，甚至会严重打击患者战胜疾病的信心。这些不良情绪不利于身体健康，也不利于治疗。及时地调节不良情绪，加强患者与医生及家属的沟通，增强治疗信心，保持乐观积极的情绪，有利于疾病的康复。

（2）食疗。

①山楂三七粥：山楂10克，三七3克，粳米50克，蜂蜜适量。先将粳米及山楂淘净加入煮粥，待煮沸后，加入捣碎的三七细末及蜂蜜，继续熬煮成粥后服用。可活血化瘀、健脾养胃。

②无花果红枣木耳粥：猪瘦肉250克，无花果60克，红枣5个，黑木耳15克，调料适量。先将猪肉洗净切片，大枣去核，无花果、木耳洗净，再将上述食物一同放入锅中，加水煮沸后，加入葱、胡椒、盐等调料，待熟后服用。可健脾开胃、养心安神。

③金钱竹叶粥：金钱草30克，竹叶10克，大米50克，白糖适量。将金钱草、竹叶择净，放入锅中，加清水适量，浸泡5～10分钟，水煎取汁，加大米煮粥，待熟时，调入白糖，再煮一二沸即成。可消食利胆、宁心安神。

延伸阅读

　　何首乌为多年生草本，块根肥厚，切片，干燥，为生首乌，炮制加工后可得制首乌。生首乌甘、苦、平，归心、肝、大肠经；制首乌甘、涩、微温，归肝、肾经。生首乌可润肠通便，解毒消痈；制首乌可补肝肾，益精血。便溏及有痰湿者不宜用。本品不宜与含铁离子的药物或铁器同用。肝功能异常或对此药过敏者禁用。

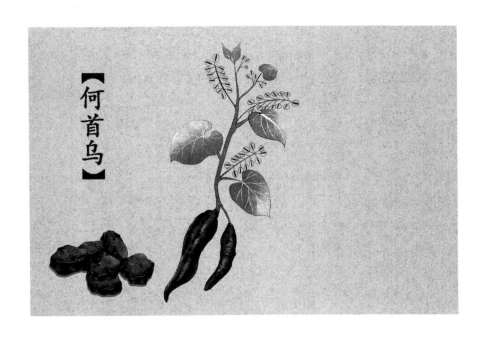

参考文献

[1]赵峻，纪文岩，宋彩霞，等.中西医结合内科学[M].北京：科学技术文献出版社，2014.

[2]杨玉辉.中华养生学[M].重庆：重庆出版社，2011.

[3]马贵同.常见脾胃疾病的中医预防和护养[M].上海：复旦大学出版社，2013.

[4]马汴梁.中医补脾胃养生法[M]. 3版.北京：人民军医出版社，2012.

[5]葛均波，徐永键.内科学[M].8版.北京：人民卫生出版社，2013.

[6]吴勉华，王新月.中医内科学[M]. 3版.北京：中国中医药出版社，2012.

[7]张伯礼，薛博瑜.中医内科学[M].2版.北京.人民卫生出版社，2012.

[8]唐旭东，王凤云，李慧臻，等.痞满中医临床实践指南(2018)[J].中医杂志，2019，60(17)：1520-1530.

[9]戴宁，张煜，马捷，等.功能性消化不良的中医辨治经验总结[C]//中国残疾人康复协会中医康复委员会.中国残疾人康复协会中医康复委员会第十三届学术年会论文集.2018.

[10]柳丽敏，王垂杰.近五年针推治疗功能性消化不良研究概况[J].辽宁中医药大学学报，2017，19(1)：217-220.

[11]吕金芳.痞满的中医证型和中医体质相关性研究[D].广州：广州中医药大学，2016.

[12]张雨珊. 慢性胃炎患者饮食干预研究[D].北京：北京中医药大学，2018.

[13]谢洁如，陈广文，覃露，等.中医外治法治疗胃食管反流病的Meta分析[J].辽宁中医杂志，2018，45(9)：1793-1796.

[14]周滔，陈瑞琳，牛柯敏，等.危北海教授从"虚、气、火、瘀"病因辨治胃食管反流病的临床经验[J].中国中西医结合消化杂志，2018，26(9)：788-790.

[15]姜劼琳，胡珂，洪婷.基于数据挖掘分析名中医胡珂治疗胃食管反流病辨证用药规律[J].中医研究，2018，31(9)：55-58.

[16]袁玲芝，唐丹，彭进，等.针对胃食管反流病患者不良生活习惯的调查研究[J].中南大学学报(医学版)，2017，42(5)：558-564.

[17]雁群.解读胃下垂[J].金秋，2019(6)：52-53.

[18]廖华君，钟玉梅.胃下垂的内外调养法[J].家庭中医药，2018(10)：22-23.

[19]郭旭光.胃下垂运动疗法[J].益寿宝典，2018(26)：49.

[20]曹方，宋柏林.推拿在胃下垂临床治疗中的应用研究[J].中国中医基础医学杂志，2018，24(7)：990-992.

[21]徐寅.胃下垂虚证多 补气升陷最关键[N].大众卫生报，2018-06-07(10).

[22]王贞虎.人身上的保健大穴[J].家庭医学，2017(9)：31.

[23]张正修.合理调饮食 有效缓解胃下垂[J].药物与人，2009，22(2)：34-35.

[24]石文惠，王萍.胃下垂的饮食调理[J].中国实用乡村医生杂志，2008，15(11)：14，20.

[25]如海.胃下垂的饮食调理与食疗方[J].东方药膳，2008(4)：6.

[26]黄彪，谢璐霜，吴巧凤.溃疡性结肠炎的中西医治疗进展及思考[J].实用医学杂志，2018，34(13)：2267-2269，2274.

[27]王海燕，葛巍，刘端勇，等.《黄帝内经》养生理论对防治溃疡性结肠炎的指导性价值分析[J].中医研究，2018，31(10)：1-3.

[28]刘佳卉，迟莉丽.基于"治未病"理论防治溃疡性结肠炎的思路与方法[C]// 中国中西医结合学会消化系统疾病专业委员会.第三十一届全国中西医结合消化系统疾病学术会议论文集.2019.

[29]谈望晶，朱向东，安耀荣，等.基于《黄帝内经》养生思想的溃疡性结肠炎缓解期的调治与保养[J].时珍国医国药，2018，29(5)：1178-1180.

[30]刘四清，王一鸣，赵利，等.体质指数及血脂异常对胆石症发病的流行病学研究[Z].开滦总医院，2018.

[31]汪得利，赵云燕，陈俊良.胆石症中医证型分布及用药规律分析[J].广州中医药大学学报，2018，35(5)：801-805.

[32]马云飞，许才明，陈海龙，等.中医"治未病"思想在胆石症防治中的运用[J].中国中西医结合外科杂志，2018，24(4)：509-511.

[33]许庸勋，钱静燕，许杰峰.步长胆石利通片治疗慢性胆石症30例疗效分析[J].世界中西医结合杂志，2015，10(2)：214-216，232.

[34]刘鹏，陈少宗.针刺治疗胆系疾病取穴组方规律与经验分析[J].辽宁中医药大学学报，2013，15(6)：91-92.

[35]乾人.胆囊有病 药膳来调[J].家庭医药·快乐养生，2013(10)：43.

[36]乾人.常见病药膳食疗(七)[J].食品与生活，2013(8)：55.

[37]夏秀芬.在胃溃疡护理中中医护理的作用及意义分析[J].临床医药文献电子杂志，2018，5(86)：133-134.

[38]龚丽媛.胃溃疡患者实施个性化饮食护理干预的效果分析[J].实用临床护理学电子杂志，2018，3(43)：56-57.

[39]杨照平.临床常见胃脘痛中医辨证治疗用药(心得)经验[J].双足与保健，2018，27(19)：179-182.

[40]贾春生，黄泳.针灸学[M].北京：科学出版社，2013.